プロカウンセラーが教える

香りで気分を切り替える技術

香りマインドフルネス

松尾祥子
監修 東原和成

AROMA&
MIND
FULNESS

SE
SHOEISHA

はじめに

あなたには、「気分を切り替えたい」と思う時はありますか。

「どうにもやる気が起きず、物事にとりかかるまでに時間がかかる」
「くよくよといつまでも考え続ける自分がいて、嫌になる」
「毎日、仕事が沢山あってイライラする。それでもすべて全力でやり遂げたい」

本書は、これらの声に対して、**日々の生活の中にある「香り・匂い」の活用**を提案します。

匂いは、**本能や情動を司る脳に直接**作用する、五感の中でも特殊な感覚です。著者は匂いがメンタルコンディショニングに活かされるのではと仮説を立て、時には匂いを利用し、時には封印しながら、違いや効果、活用法を検証してきました。**本書は、この20年の臨床経験をもとに、心理学や嗅覚の研究成果を示しながら、匂いによるメンタルコンディショニング技術を紹介しています。**今まで匂いなど全く意識することがなかったという方には、特に効果的です。

本書では、生活に匂いの作用を取り入れるのに、「香りマインドフルネス」と「香りマインドフルネス瞑想」の活用を提案します。「香りマインドフルネス」とは、匂いに接する時の呼吸と意識の使い方、「香りマインドフルネス瞑想」とは、座禅として知られる静坐瞑想に、香りを利用する方法です。この二つの方法は、補完的に相乗的に作用し、匂いの作用を感じる力を育てます。

本書の執筆においては、二つの点を重視しました。一つ目は、**実践的であること**。毎日の生活で第1章と第6章を試していただき、ぜひ匂いの作用を感じていただきたいと思います。二つ目は、継続に必要な動機付けが得られるよう、**科学的な根拠（エビデンス）を示す**ことです。本書では、**心理学や脳科学、生理学**について、一定の見解を得ている研究成果を紹介し、香りで気分を切り替える技術や実際の事例をお伝えしています。なお、登場する人物については、ご本人が特定されないよう一部情報を変更したり、複数の例を組み合わせたりなどしてプライバシーに配慮しています。

さぁ、あなたの人生を、主体的に歩む時代がやってきました。**ストレスケアを含めたメンタルコンディショニングの技術が、どんな人にも必要な時代**です。あなたにあらかじめ備わった知覚の一つ、「匂い」を活用していきましょう。

目次

第2章 香りで気分を切り替える

第3章 良い香りはこころによく効く

COLUMN 2

第4章／嗅覚と匂いの生理学

第5章 知っておきたい、マインドフルネスと呼吸

第6章／効果を上げるコツと習慣 〜すぐにできる10の実践法

本書内容に関するお問い合わせについて

このたびは翔泳社の書籍をお買い上げいただき、誠にありがとうございます。弊社では、読者の皆様からのお問い合わせに適切に対応させていただくため、以下のガイドラインへのご協力をお願い致しております。下記項目をお読みいただき、手順に従ってお問い合わせください。

●ご質問される前に

弊社Webサイトの「正誤表」をご参照ください。これまでに判明した正誤や追加情報を掲載しています。

正誤表　https://www.shoeisha.co.jp/book/errata/

●ご質問方法

弊社Webサイトの「刊行物Q&A」をご利用ください。

刊行物Q&A　https://www.shoeisha.co.jp/book/qa/

インターネットをご利用でない場合は、FAX または郵便にて、下記"愛読者サービスセンター"までお問い合わせください。
電話でのご質問は、お受けしておりません。

●回答について

回答は、ご質問いただいた手段によってご返事申し上げます。ご質問の内容によっては、回答に数日ないしはそれ以上の期間を要する場合があります。

●ご質問に際してのご注意

本書の対象を越えるもの、記述個所を特定されないもの、また読者固有の環境に起因するご質問等にはお答えできませんので、あらかじめご了承ください。

●郵便物送付先およびFAX番号

送付先住所　〒160-0006　東京都新宿区舟町5
FAX番号　03-5362-3818
宛先　（株）翔泳社 愛読者サービスセンター

●免責事項

※本書の内容は2020年5月現在の法令等に基づいて記載しています。
※本書に記載されたURL等は予告なく変更される場合があります。
※本書の出版にあたっては正確な記述に努めましたが、著者および出版社のいずれも、本書の内容に対してなんらかの保証をするものではなく、内容やサンプルに基づくいかなる運用結果に関してもいっさいの責任を負いません。
※本書に記載されている会社名、製品名は、一般に各企業の商標または登録商標です。

第 1 章

AROMA&
MIND
FULNESS

今すぐはじめる「香り」を使って気分を変える練習

「香りを感じる」体験で日常が変わる！

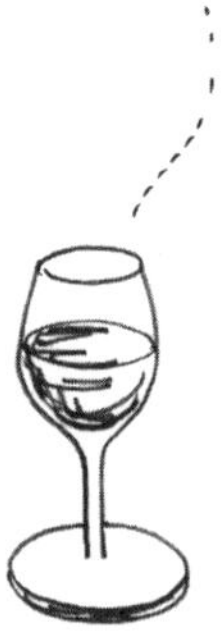

知り合いにグラスに入った液体を渡され、「これ、匂いを嗅いでみて」といわれました。グラスを受け取ったあなたは、どのようにして匂いを嗅ぐでしょう。

よくわからないもの、得体の知れないものに対して、「これはどんな物体だろう、どんな匂いがするのだろうか」と試す時、私たちが自然に行う動作があります。それは**「くんくん」と、匂いを嗅ぐ動作**。これは「この匂いは何か」「この匂いを発するものは安全なものか」を判断することを目的とした動作です。判断の対象となるのは、物体や環境など、自分という存在の外部にあるものです。つまり、この時の意識や関心は自分以外の「外部」に向けられています。

◯ 全く別の匂いの嗅ぎ方

本書では、このように普段している「匂いを嗅ぐ」やり方ではなく、自分の内側に意識を向けるための全く別の匂いの嗅ぎ方、「香りマインドフルネス」を解説します。「香りマインドフルネス」では、自身の周りにある、心地よいと感じる香りを使います。淹れたてのコーヒー、緑茶や紅茶、ハーブティ、ワイン、植木の葉や新鮮なトマト。私たちが日常的に接する心地よいと感じる香りは、通常、その香りを体内に取り込んでも危険性のないものばかりです。このため「くんくん」と嗅いで、その物体が何なのかと安全性を確認する必要はありません。意識すると、日常の香りは、常に私たちの心や身体にはたらきかけています。

本書は、「香りマインドフルネス」を、気分を変える技術として紹介し、その理論的な背景を説明しています。**「香りマインドフルネス」とは、香りに接する時の呼吸と意識の使い方**です。最初は「何だ、こんなことか」と思うかもしれません。ですが、続けてみると、感覚の違いや生活の変化を実感できると思います。「香りマインドフルネス」を日常に取り入れると、香りによって気分を切り替えたり、気分を利用したりなど、生活での利点を感じられるようになるでしょう。

香りを感じる導入「香り腹式呼吸」——呼吸に意識を集中する

1 口から息を吐ききる。

2 息を全て吐ききったら、唇を閉じる。

3 香りを鼻先に携える。

4 鼻から少しずつ、空気が入るのを感じる。
(空気が身体から抜けたことで、代わりに空気が鼻から入り、受動的に吸う)

5 鼻から息を吐ききる。代わりに空気が鼻から少しずつ入るのを感じる。
鼻から入る香りが喉を通り、身体の内部を下降し、お腹まで届くのを感じる。

6 鼻呼吸を続ける。鼻から空気が出るとお腹がへこみ、鼻から空気が入ると香りでお腹が膨らむのを感じる。

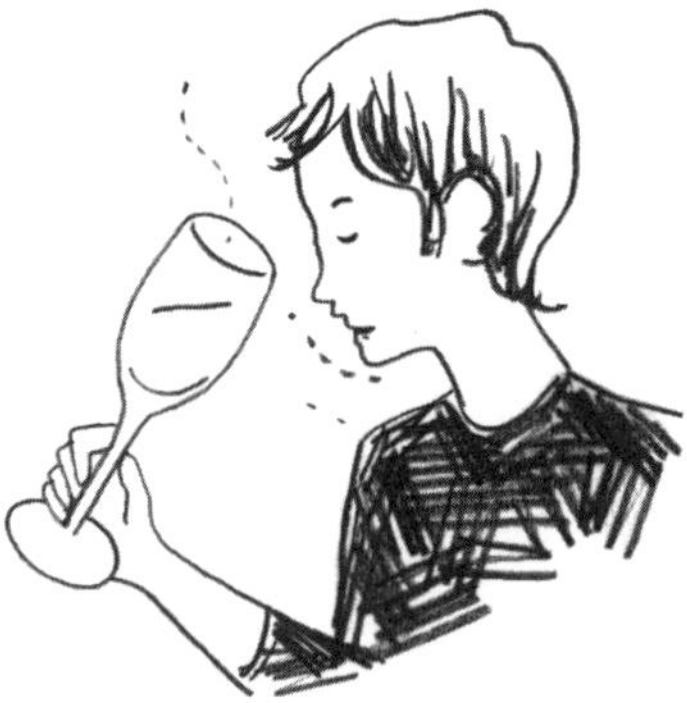

香りがお腹に入ることをイメージする

「香りマインドフルネス」は心地よいと感じる香りで行います。あなたが心地よいと感じる香りならば、自然の植物でも、食事や飲み物でも、外気でも何でも構いません。鼻呼吸とともにお腹に入る香りに意識を向けましょう。

実際にはお腹に香り（空気）は入りませんが、そのようにイメージします。自然に繰り返される腹式呼吸の中で、静かに鼻呼吸を続けます。

最初は、

「口から吐くのか、鼻から吐くのか」

「空気が入るのを感じるとは、吸うことと違うのか」

「お腹に入る感覚、とはどういうことか」

「何も変化など感じられない」

などと混乱したり、効果をとらえられなかったりすることもあるでしょう。

やり方に混乱する時は、通常の呼吸で大丈夫です。香りがお腹に入ることをイメージし、香りをお腹で感じることを意識してみてください。

これが基本「香りマインドフルネス」をはじめよう

1 「香り腹式呼吸」の**1**～**6**を行う。

2 腹部に注いでいた意識を、身体全体に広げる。

3 自分の内側にある身体や心の変化を感じる。

4 感じていることを考えるのではなく、感じていることをただ受け取る。

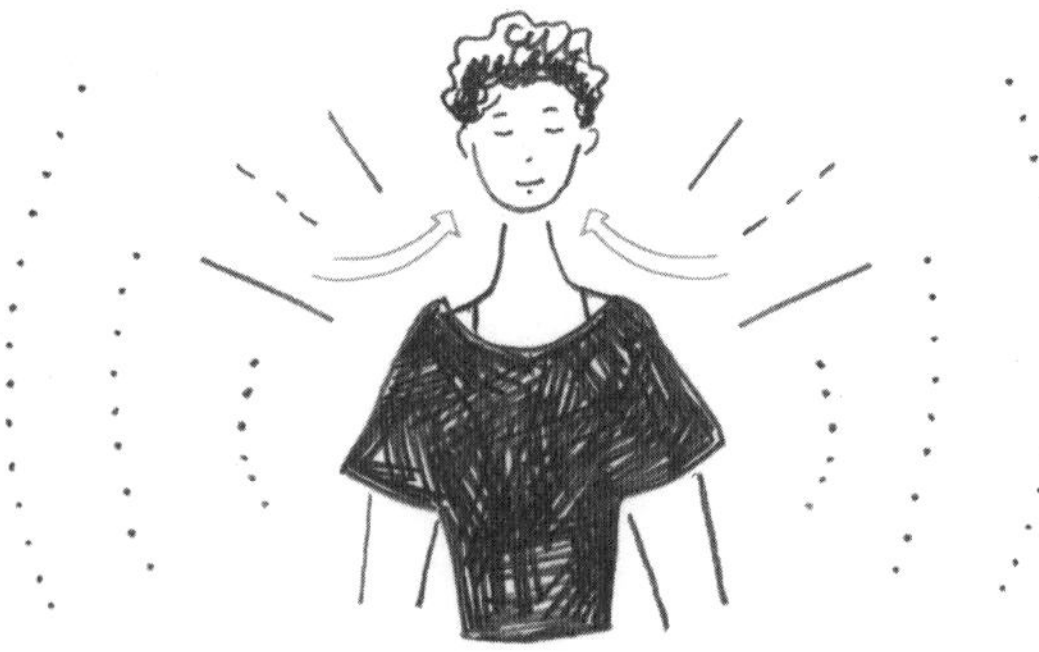

「香り腹式呼吸」で腹部へ向けた意識を、身体全体へ広げます。身体に広がる変化を味わいましょう。背中や肩が緩んだり、胸のあたりが開いたりするように感じるかもしれません。余分な力が抜け、頭がスッキリする方や、自分の中心に力が宿るように感じる方もいます。「疲れているようだ」「頑張りすぎていたかも」などの言葉が浮かぶこともあるでしょう。

「香りマインドフルネス」に慣れてくると、「香り腹式呼吸」を省略しても、意識を内側に集中させることができ、香りによる身体感覚や心の動きが容易に得られるようになります。「導入」が必要なくなり、「香りマインドフルネス」にすぐに入ることができるようになると、瞬時に、香りで気分を切り替える技術が身につきます。

「香りマインドフルネス」では「好きな香り」を利用する

嫌な匂いを嗅いだ時、身体はストレス反応を示します。これは、敵などの危険と遭遇した時に身体がとる防御反応です。脳の扁桃体や視床下部を介して全身へと情報が伝達され、戦うか逃げるか、すくむ（凍りつく）かの反応を示します。

この状態では、気分を容易に変えることはできません。

このため、「香りマインドフルネス」では、生活上、身近にある匂いのうち、少なくとも嫌だと思わない匂い——できれば**「自分が好きと感じる香り」**を利用します。まずは、「心地いいな」「好ましいな」と身体が緩み、胸のあたりが開くように感じられ、呼吸が容易に行える香りを探しましょう。

慣れてきたら「必要としている気分を導く香り」を選ぶ

「香りマインドフルネス」に慣れ、気分の変化が得られるようになったら、好きな香りの中でも、**「あなたがいま必要としている気分」が感じられるような香り**を選びます。「あなたがいま必要とする気分」とは、周囲の人とコミュニケーションをする時に保ちたい穏やかな気分や、論理性が求められる時に必要なシャープな気分、根気がいる作業に適した落ち着いた気分など、いまの**状況に対してあなたが必要だと思う気分**です。香りによってもたらされる記憶や想起されるイメージは、あなたにもたらされる気分の質に影響します。詳細については、第3章で「匂いサイン」として説明しますが、この匂いサインにより、あなたが「いま必要としている気分」を導くことが容易になります。こうなると、良い香りで良い気分に切り替えるだけでなく、香りによってもたらされる、多様な気分を利用する生活が可能になります。しかし、最初は香りの使い分けは困難に思うかもしれません。そこで、まずは、好きな香りで、心地よい気分を促し、生活の変化を実感することからはじめましょう。

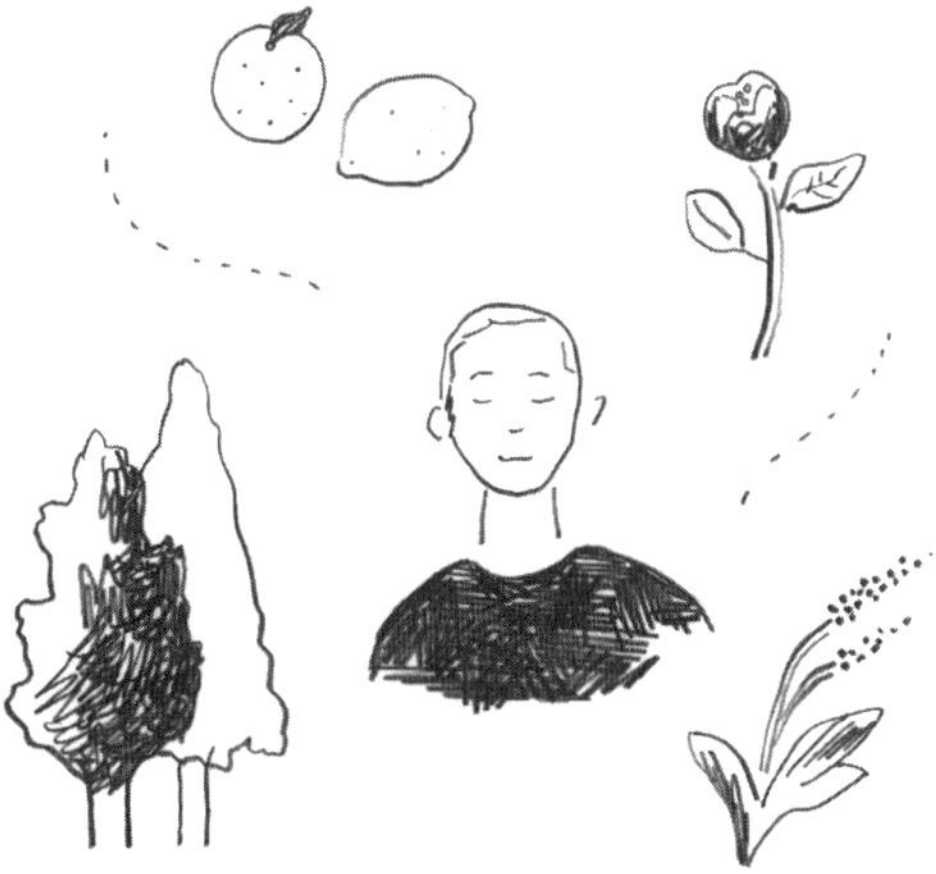

瞬間で整える「香りマインドフルネス1回呼吸法」

1 導入「香り腹式呼吸」を行う。
2 「香りマインドフルネス」で鼻呼吸を1回行う。
3 内側の変化を感じる。

所要時間 10秒から45秒程度

「香りマインドフルネス1回呼吸」は、導入の「香り腹式呼吸」からはじめても、1分弱。口から息を素早く吐いて、導入を省略すれば10秒です。

短時間であっても、骨格筋の緩みや呼吸の変化が感じられ、「香りマインドフルネス」による身体の変化が気分の変化を促し、心と身体が相乗的に作用します。効果が感じられないという方は、「香り腹式呼吸」を3回繰り返すことからはじめましょう。

日常の中のほんのひととき、身近な香りでそっと心を整える習慣を身につけましょう。

変化を感じやすい「香りマインドフルネス3回呼吸法」

1 導入「香り腹式呼吸」を行う。
2 「香りマインドフルネス」で鼻呼吸を3回行う。
3 内側の変化を感じる。

所要時間 45秒から1分半

この方法は、初心者の人でも変化を感じられやすい方法です。身体の変化や呼吸の深まりを自分自身が体験するだけでなく、人が外から見ていても確認できる程、心身に変化が現れる人も出てきます。基本となる、継続しやすい方法です。

まずは、導入に香りをお腹で感じる「香り腹式呼吸」を3回繰り返し、続いて、「香りマインドフルネス」を3回行います。所要時間は、「香り腹式呼吸」を入れて1分半程、導入を省略し、「香りマインドフルネス」だけならば45秒程です。多忙を極めていても、意識的に安らぎをつくり出せるということに気づくでしょう。

CASE 1

「香りマインドフルネス1回呼吸法」で対人関係が穏やかに

民間の会社に勤める30代の男性Kさんは、平日はほぼ毎日、パソコンに向かって仕事をしています。一人暮らしをはじめて3年が経ちました。職場では責任のある仕事を任され、公私ともに充実感のある、自由な生活に満足を感じています。

しかし、朝の通勤電車では、度々苦痛を感じています。マナーの悪い乗客に出くわすと、苛立ち、なかなか気分が晴れないこともあります。そのような1日のスタートは決して良いものではありません。こうして通勤電車に、これから何年も乗り続けるのかと思うと、現在の会社で人生を続けていくことが不安になり、転職や移住を考えることもありました。

Kさんはオフィスに着くと、コーヒーをカップに注ぎ、パソコンを起動してから、メールを確認するのが日課です。そこで、Kさんに朝のコーヒーで「香りマインドフルネス1回呼吸法」を実践してみることを提案しました。

「嫌な気分のまま出社すると、受け取ったメールに好戦的に対応したり拒否的であったりと、受け取る相手の気持ちを考えないで、メールをしていたことがあったように思います。出社して飲むコーヒーは『戦闘モード』に切り替わるスイッチのようなものでした。

ですが、同じコーヒーでも「香りマインドフルネス」を試したら、もう少し人間的で穏やかな、リラックスした感覚が得られるようになりました。『相手はどういう状況でこのメールを書いたのか』と、想いを馳せることができ、『僕の思い違いかも』『相手にも事情があるから』『言葉が足りないかもしれないな』と相手を気遣う余裕が生まれました。

会議中に、緊張したり、議論が白熱したりしてきた時には、お茶の香りを感じるようにしています。戦っても仕方がない争いを避け、いま、何が起きているか余裕をもって見ることができる気がします。

いつも、前のめりだった姿勢が変化して、肩の余分な力が抜けたようです。働く上で、瞬発力が必要な時ももちろんありますが、持続力や穏やかな関係性が重要ではないかと思うようになりました。人生100年ですから、もう少しゆっくり物事に取り組んでいきたいと思います」

CASE 2

「香りマインドフルネス3回呼吸法」で生活に余裕が生まれた

マスコミ関係にお勤めの30代の女性Rさんは、夫と小学生の息子と職場に近い都内のマンションで暮らしています。家事や育児は夫と母親に、友人の手も借りて、コミュニケーションを図りながら効率よく取り組んでいます。仕事は学生時代から関心が高かった女性の社会進出を推進する業務で、仕事にも生活にも満足はしていますが、とにかく時間が足りません。買い物も掃除も合理的に済ます工夫をしてはいるものの、タイマー設定と「to do list」に追われる毎日です。せめて、帰宅後はゆっくり過ごしたいとお話しされました。

そこでRさんに、「目覚ましの時計のアラーム設定を5分早めてもらうことはできますか?」とたずねたところ、「30分は無理だけど、5分なら大丈夫」と笑いながら、ご快諾されました。そこで続いて、起床したら「香りマインドフルネス3回呼吸法」を行うことを提案しました。自宅に、アロマセラピーで使われる精油が3種類あるということで、その日の嗜好に合わせ精油を選び、1滴ティッシュに落として利用することにしました。

「香りはローズマリー、ラベンダー、ペパーミントを利用しています。目にしみるようにスッキリするのはペパーミント。ローズマリーはお腹がすく。ラベンダーは楽しい感じです。

でも、どれも3回目の呼吸あたりから呼吸が深くなってくる。ため息をつく感じに変化する。肩の力が抜けて、自分の中が落ち着く。

今まで、家族が騒々しく感じることがあったけど、うるさいのは自分だったのかもしれません。慌ただしくしていたのは自分の心だったと思いました。最近は、目覚まし時計をかける時間を20分早めて、ゆっくり白湯を飲む時間をもつようにしています。慌ただしい朝が慌ただしい1日をつくっていると思っていたけれど、慌ただしい心が慌ただしい毎日をつくっているのだと気づきました。電車に乗って仕事に行けば、同じように忙しいけれど、自分の心に余裕が生まれました」

気分を大きく変える「香りマインドフルネス10回呼吸法」

所要時間 2分以上

1 導入「香り腹式呼吸」を行う。
2 「香りマインドフルネス」で鼻呼吸を10回程度行う。
3 内側の変化を感じる。

おおよそ10回程度です。程度ですので、呼吸の回数は重要ではありません。大体でよいです。前述の2つの呼吸法のように、呼吸をカウントすることはやめます。そして、時間もカウントしません。いつまでやるのかと不安を感じる人は、タイマーを3分にセットするとよいでしょう。鼻から入る香りをお腹に届けながら、香りからもたらされる身体の反応に、身を委ねることが大切です。身体の変化が得られないと感じる時は、「香り腹式呼吸」を繰り返しましょう。

香りの中でただ漂うことを体験します。目的と結果を重視する「するモード」から、ただ存在することに意味がある「あるモード」へ。カウントをやめ、より一層感じることに身を委ねれば、気分を大きく切り替えることができます。

CASE 3

「香りマインドフルネス10回呼吸法」で周囲が変化に驚いた

40代後半の男性Cさんは、ほぼ四半世紀を会社員としての生活に捧げてきました。夫婦二人の生活は自由で、お互いを尊重し合える楽しいものだと感じています。ですが、最近、定年までそんなに長くはないことに気づいたそうです。人生の折り返し地点ともいえる年齢に近づき、自分の人生をどう生きるか、起業も視野に入れた未来設計を考え、働き方を考えるグループワークに参加しました。

「起業については、自分にできるのだろうかと不安があります。そもそも、自分には「これをやりたい！」という事業イメージがない。事業だけじゃなくて、今までの人生を通して、これをやりたいと強く思うことはあったのかな。学生時代は勉強をして、部活をして、アルバイトをして。就職してからは会社に求められるままに働いてきました。会社は、給料も待遇もいい。まぁ良い成績を残していると思います。人とも、まぁうまくやれているかなと。出世は大変そうに感じるし、あまり欲はありません。会社は、つぶれることはないだろうと思いますし。でも、このままの感じで自分の人生を終えていいのかなとも思います。何かやってみたい気もするけれど、何をやればいいのかわかりません」

Cさんのように「自分が何をやりたいのかよくわからない」という声は、年齢や性別にかかわらず、カウンセリングやワークショップの場でよく聞かれます。今回のワークショップでは、自分の心と対話し、状況を目に見える形で整理する心構えをつくるため、「香りマインドフルネス10回呼吸法」を行うことにしました。

「いつも自分は、物事を考える時に、思考に偏りがちだったのだと気づきました。問題の原因と結果を探し、論理的に考える。でも、気づくと思考の堂々巡りを繰り返しています。

今回、はじめて香りを感じるという体験をしました。自分がどう感じるかを認識する、という体験に最初は戸惑いましたが、先生の誘導する声に従ってみたら、感じることは、思考以上に大切なことで、自分が出来事をどう感じているかに気づくことが重要だと思いました。思考で凝り固まっていた自分に風が通り、肩の力が抜けたように思います」

そしてワークショップに一緒に参加していた方々も、Cさんの変化に対して驚きを表現しました。

「Cさん、いつもよりも、リラックスしていて、表情も雰囲気も全然違う。本来のCさんはこういう人だったんだと驚きました。言葉が自然に表現されていて、生命力があります。

いつもは、もっと言葉を選んでいるイメージです。今日は本音をそのまま語っています。醸し出す空気が違うし、今日は、人間同士として話をしている気がします」

「香りマインドフルネス瞑想」で心の体質改善を図る

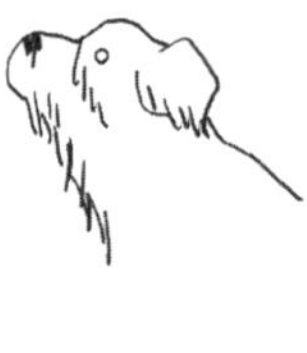

カウンセリング室で心理療法としてマインドフルネス瞑想の誘導をします。誘導後、目の前のクライアントは呼吸が深まり、肩の力が抜けた様子を見せ、日常生活の中にはない、深い心の安らぎが実感されたことを口にされることも少なくありません。しかし、**「あの日は効果が実感できました。けれど、一人で、自宅では、なかなかうまくできないです」**とおっしゃる方が多いのも確かです。

こういった方々に何か方法がないか、と利用しはじめたのが香りです。身近にある、日常の香りを、マインドフルネス瞑想に利用します。

「香りマインドフルネス」をマインドフルネス瞑想の導入や、マインドフルネス瞑想を習慣化するための練習として利用します。

「香りマインドフルネス」によりマインドフルネス瞑想に取り組みやすくなると、マインドフルネス瞑想の継続が促進されます。マインドフルネス瞑想は継続することで、持続的で安定的な気分の切り替え、感情コントロール能力を育むことが科学的な根拠をもって示されています。

さらに、身体感覚への集中力が高まり、香りを感じる力が向上し、香りによる気分の変化も得やすくなります。

つまり、「香りマインドフルネス」と「香りマインドフルネス瞑想」は相乗的にはたらき、香りによって気分を切り替える力を高めます。

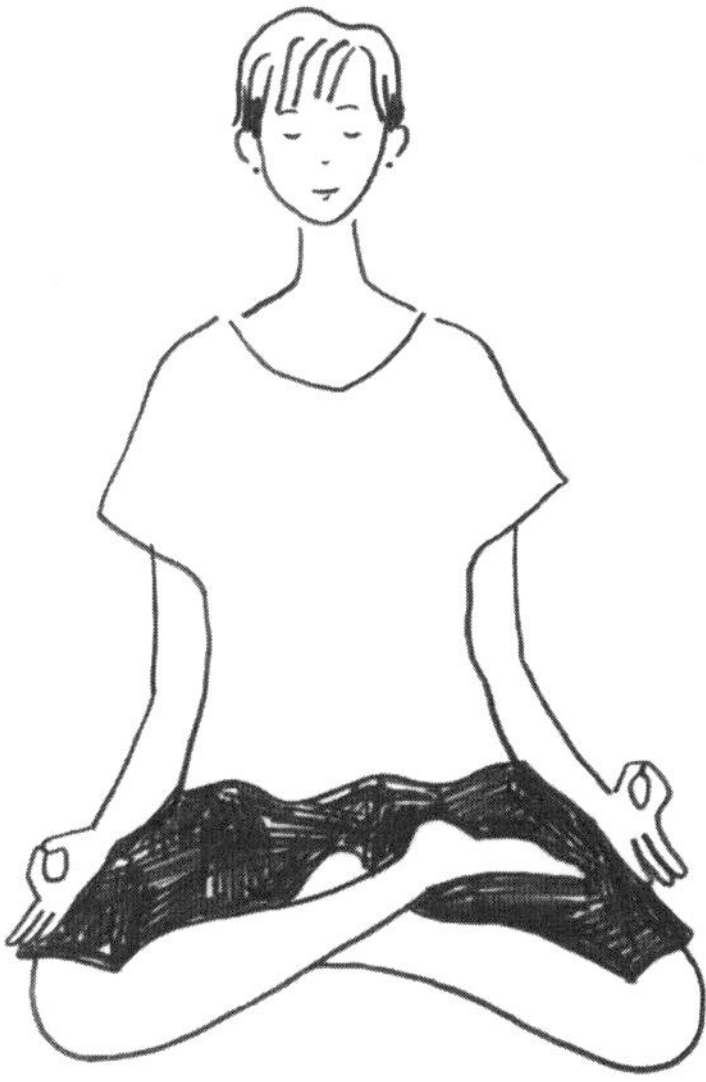

実践！「香りマインドフルネス瞑想」――心の体質改善を図る

〈準備〉

1 姿勢を保ったままで香りが感じられるよう、香りをセッティングする。

2 腰から、背中、首までが緩い直線になるように背筋を伸ばして座る。座面が地球の奥深くにつながり、頭が天から糸でつられているように感じる。

3 「香りマインドフルネス」（16ページ）を行う。お腹に香りが届くのを感じ、感覚を受け取る。

〈マインドフルネス瞑想〉

4 静かに鼻呼吸を続けながら、特定の場所に意識を向けることなく、広く注意を漂わせる。何か思考が湧いてきたら、穏やかに受け取る。受け取った思考は、流れゆく川をイメージして、その川に浮かべて流す。

あなたが心地よく感じる香りを選びましょう。心身が緩む、自然を感じる、優しく、ほのかな香りが良いでしょう。くれぐれも、強い香り、身体が硬くなる、気分が悪くなるような香りは用いないでください。香りがついた紙やティッシュを襟元にはさんだり、香りが感じられるクリームを鼻の下に塗ったり、香りスプレーや香りシールを利用しても良いでしょう。

◎「香りマインドフルネス瞑想」は座禅を組むように

「香りマインドフルネス瞑想」のやり方について、補足します。香りのセッティングができたら、床にあぐらをかくように、座骨を起点に両脚で3角形をつくるように座ります。床に座るのが難しい方はクッションを利用したり、椅子に座ったりしても構いません。そして、腰から、背中、首までが心地よく連なるように背筋を伸ばします。この時、「背筋を伸ばそう」と意識すると筋肉が緊張しがちです。**お尻が地面から引っ張られ、一方で、頭のてっぺんが天から紐で引っ張られていることを想像**すると、背筋が自然に伸びてきます。

背筋を伸ばしたところで「香りマインドフルネス」（16ページ）を行います。呼吸の深さは無理にコントロールしません。香りが喉を通り、胸に入って、さらに下降してお腹に入るのを、感じてください。香りがお腹に届くのを感じるうちに、呼吸が深くなるようであれば、それに従います。呼吸が深くなってもいいですし、深くならなくてもいいです。好奇心をもって感じましょう。考えや、評価、迷いなどの雑念が浮かんできたら、ただ受け取って、目の前の川に浮かべて流し手放します。車窓から流れる景色を見送るように手放すのも良いでしょう。

そのうち、呼吸や香りの存在が意識されなくなります。このまま、マインドフルネス瞑想を続けます。10分間を目安に、慣れてきたら、時間を延ばしましょう。

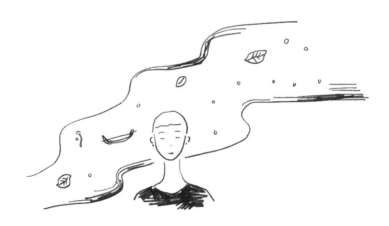

CASE 4
楽しく続けやすい

40代の男性Tさんは、外資系金融機関にお勤めです。専業主婦の奥様と、私立中高に通う二人のご子息とともに、充実した生活を送っています。マインドフルネス瞑想は、グーグル社やスターバックス社が研修に取り入れていると聞き、関心をもっていたため、前にも社内で開催されたワークショップに参加した経験がありました。

「マインドフルネス瞑想は健康的なライフスタイルや、仕事のパフォーマンスの向上にもつながると聞きました。生活に取り入れてみたいと思い、ちょうど機会もあって、ワークショップに参加しました。参加した時には、こういう時間は重要だと感じたのですが、その後1回もやっていません。それでも、あれだけ、深くて静かな時間は日常にはないなと思ったことは、印象に残っています。その非日常性に惹かれています。生活に取り入れてみたいけれど、ワークショップに参加して、1年以上マインドフルネス瞑想を再開する機会がありませんでした。自宅でやってみようともしましたが、できているかよくわかりませんでした」

そこで、Tさんに「香りマインドフルネス瞑想」を提案しました。グレープフルーツ精油を利用して、「香りマインドフルネス」を誘導し、さらに、そこから5分間程のマインドフルネス瞑想を実施しました。

それから2年が経過した現在、Tさんは、「香りマインドフルネス瞑想」を、気がついた時に自宅で継続しているそうです。

「そこに香りがあると、とらえやすいですね。香りを鼻から胸、お腹に届けることを感じると、つかむもの、ホールディングできるものがあって。呼吸をとらえやすい。ただ、香りをつかまえていればいいので「できている?」とか、余計なことを考えずに続けていられます。また呼吸が深まりました。香りは鼻から取り入れて、今までは口の奥あたりでとまっていて、その後、どこにもっていけばいいかと思っていたけど、お腹に落とすイメージをすればいいのですね。確かにそのほうが落ち着くし、十分味わえます。新しい感覚で、心地よい香りもあって、楽しいです。そして、とても落ち着いています」

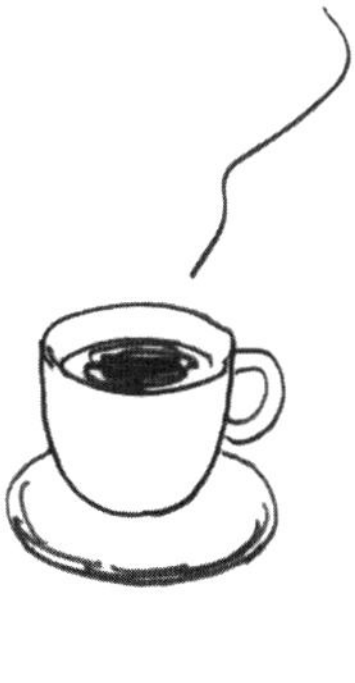

CASE 5

焦らず集中できる

40代の女性Ｉさんは、フリーランスでライターのお仕事をされています。好奇心が旺盛で、どんどん新しい世界に飛び込み、朗らかで快活な性格もあって、公私ともに充実した毎日を送っています。フリーランスとして長く活動してきたこれまでの経験をふまえて、スケジュール管理は綿密に行なっています。

長年の経験が結果につながり、最近は絶対に断りたくないと感じるような魅力的な仕事の依頼が多く舞い込み、ギリギリのスケジュールの中でも受注してしまうこともあるそうです。このためタイミングがずれた時には、息をつく間もないと感じる、切羽詰まった事態に陥ることもありました。体力はあるので、現在まで、なんとか修羅場を乗り越え、やりきっていますが、焦りを感じながら仕事に取り組むのは、決して楽しいものではないと感じていました。マインドフルネス瞑想は、言葉は知っていても、取り組んだことはなかったそうです。

「香りが大好きです。成分や素材など多くのことを学んできました。でも私は香りの嗅ぎ方を知らなかったのだと驚きました。

「香りマインドフルネス」では、今までよりもずっと深いところに、香りが届くように思いました。マインドフルネス瞑想には取り組んだことがなかったから、香りがあることとないことの差を比べることはできないけれど、そもそも香りがあると楽しいから、「香りマインドフルネス瞑想」は、やる気になります。香りがなかったらやらないかも（笑）。

毎朝、仕事に取りかかる前に、「香りマインドフルネス瞑想」を10分から15分行うようにしました。もっと短い時間しかない時は、ただ香りを楽しんだ日もあります。取り組んで2週間経つ今までのところ、毎日継続できています。「香りマインドフルネス瞑想」が習慣になって、電車に乗っても、今まで見えていなかったような細部が見えている気がします。こんなこと、今までだと、気づいていないなぁと思いました。

忙しい時期がやってきても、積み上げられている残った仕事の山でなく、いま取り組むべきたった一つの作業に集中できます。腹が据わりました。あれもしなくちゃ、これもしなくちゃと焦る雑音が減って、目の前の作業に集中できます」

CASE 6

ここ数十年のうち最も良い状態が維持できている

会社員として働く50代の男性Gさんは単身赴任中です。月1回、多い時は、2回ほどは飛行機で自宅に戻り、奥様と二人の子どもと週末を過ごしています。

「仕事は決して嫌いではありませんが、管理職として気を使うことも多いと感じています。数年前から、落ち込みや動悸、時には胸が痛くなることもあり、気分障害の診断を受けています。その頃から、薬を服用し、心理療法も受けました。自分の考え方の癖やコミュニケーションのパターンに気づき、症状はだいぶ改善されて、減薬を試みています。時折、心がゆさぶられる出来事があり、感情が落ち着かないこともあります。いつまでも気持ちがおさまらず、一人で過ごす週末に、なかなか気分が切り替わりません。出来事が反芻されて、一日中寝て過ごし、家事が全くできず、それが気持ちを落ち込ませるという悪循環にはまります」

そこで、Gさんに「香りマインドフルネス」を誘導しました。すると非常に深くリラックスした様子を見せ、「自宅や会社でもやってみたい」と笑顔で話されました。

ある日、いま通っている病院で、マインドフルネス瞑想の講座が毎週開催されていること、主治医に参加することについて相談してみたい意欲があることをお話しされました。主治医の許可が得られ、マインドフルネス瞑想の講座に通いはじめて3回目ぐらいの頃、「マインドフルネス瞑想は良いような気がする。毎週の講座だけではなくて、帰宅後や週末にもやりたいけれど、一人だとなかなかできない」とお話しされました。

そこで、「香りマインドフルネス瞑想」を体験していただくことを提案したところ、「香りがあると、わかりやすいし、すぐにリラックスできる。これなら楽しいし、集中できるかもしれない」とすぐに好奇心を示されました。

その後、Gさんは、自宅でほぼ毎日、身近な香りを使ったマインドフルネス瞑想を行うようになりました。そしてある日、笑顔で「何が作用しているかはよくわからないけれど、ここ数十年のうちで、いまが最も状態がいいです。香りを使ったマインドフルネス瞑想は楽しいので継続しています」と話されました。

1章のまとめ

香りは気分に作用する。
実感するには、
呼吸と意識の使い方にコツがある。

まずは「香り腹式呼吸」で準備を。
続いて「香りマインドフルネス」で
香りを感じてみる。

慣れてきたら、
「香りマインドフルネス瞑想」に挑戦。

「香りマインドフルネス」と
「香りマインドフルネス瞑想」は
相乗的にはたらき、
香りによって気分を切り替える力を高める。

第2章

AROMA&
MIND
FULNESS

香りで気分を切り替える

よくわからないけど気分がいい

ある日の夕暮れ、カウンセリングルームへ訪れた、30代後半の男性カウンセラーがこういいました。

「ここは、**いい匂いがしますね**。これは、何の匂いですか？　男性はこういうところは無頓着です。僕は事務所に筆記用具ぐらいしか用意していない。クライアントと**話をするのに直接必要なこと**にしか、意識がいかないようです」

私のカウンセリングルームは、とても質素です。匂いには好き嫌いがありますし、狭い空間ですから、部屋に芳香剤を置いたり、香りをくゆらせたりすることはありません。彼が感じた香りは、たったいま帰られたクライアントとの、カウンセリングの中で使った香りの残り香だったのでしょう。

彼は少し伸びをしながら、こう付け加えました。

「**なんだか、気持ちいいですね**」

朝から互いに仕事に取りかかり、終業間近のミーティングでした。1日の疲労感からダラダラと、もしくは必要なことだけを淡々と確認する時間になってもおかしくはありません。けれど彼はユーモアと穏やかさを保ち、本質を外さない集中力と分析力で、充実感のあるミーティングを1時間遂行しました。

彼が香りの中で「なんだか気持ちいい」と感じて伸びをしたあの瞬間は、その後のミーティングにも良い影響を与えたのではないかと推察しています。

なぜなら、これからお話をするように、**匂いは瞬時に気分へ作用することが脳科学や生理学の研究で示されている**から、そしてそれは、**直接的には気づかない形で行動や思考に影響を与えている**からです。

このことがもっと知られるようになると、匂いが、彼がいう「話をするのに必要なもの」として、当たり前に配慮される時が訪れるのかもしれません。

匂いは無意識的に気分にはたらく

私たちの身の回りにある「匂い」。

匂いとは一体何でしょう。

私たちは外界の情報を、五感で知覚しています。目で見る（視覚）、耳で聞く（聴覚）、皮膚で感じる（触覚）、舌で感じる（味覚）、そして、鼻で匂う（嗅覚）です。

におい。匂《にお》い。臭《にお》い。香《かお》り。

これらは全て、鼻で匂うこと、五感のうちの嗅覚を表しています。一般に、好ましい場合は「香り」、不快な場合は「臭い」、評価を含まないものを「匂い」「におい」と表すことが多いようです。本書はこれに従って表記します。

◯ 感覚の中で唯一、脳の情動を司る部位を直接刺激する匂い

嗅覚は、他の感覚とは異なる特性があります。詳しくは第4章で解説しますが、嗅覚は、脳の「大脳辺縁系」という部分に直接信号を届けます。大脳辺縁系とは、気分や情動、さらには記憶にも関わる脳の部位です。視覚や聴覚と異なり、**匂いは意識にのぼらないまま、ダイレクトに気分や情動、記憶にはたらきかけます。**

人が行き交う街で、何の匂いかわからないまま振り向いたり、漂う甘い香りに幸福感が高まったりしたことはありませんか。私たちはその匂いが何か、発生源が何かと考えてから気分が変化するのではなく、それが何かわからなくても、**匂いは人の感情を引き起こし、気分にはたらきかけ、瞬時の行動をもたらします。**

他の感覚、例えば視覚の場合は、まず「これは何か。高校時代の体育祭の衣装だ」と特定してから、ようやく「懐かしい」という感覚がやってくるのです。

一方、先の同僚のカウンセラーは、ミーティング前に「なんだか気持ちいい」と表現しました。何の匂いかわからず、気がつかないうちに、大きな伸びをしました。この行動を促したものが嗅覚であり、匂いが気分に作用して、行動をもたらしたと考えられます。

気分に振り回されるのではなく、気分を利用する

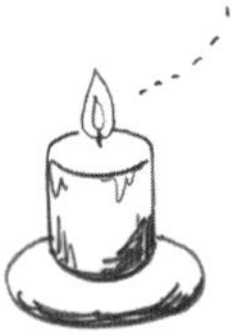

私たちの生活は気分にどれほど影響されているのでしょう。

- モチベーションを高く、取り組んでいる仕事
- やる気がなくて、嫌々ながら取り組んでいる仕事

- 気分が乗って、進んで参加する会合
- 気分が乗らず、しぶしぶ参加する会合

どちらが、パフォーマンスがいいですか。
どちらが、活き活きとした生活を送れるでしょうか。

気分や意欲、動機の違いによって、表情や言動は違ってきます。気分が状況にふさわしいものであれば、スムーズですし、良いパフォーマンスにつながります。迷いや苛立ちなどの余計なエネルギー消費はありません。

状況にあった気分を導く

状況にあった気分を導くことができれば良いとは思いませんか。

状況にあった気分を導くというのは、強制的に**自分の中にある嫌な気分を封印したり、望ましくない感情を抱かないようにと押さえつけたりすることとは違います**。これは重要です。全く違います。

いまの自分の気分を、丁寧に感じてみてください。書き出してみてもいいでしょう。いまこの瞬間の気分を丁寧に感じると、言葉にしたり分類したりするのは困難かもしれない、様々な気分が存在していることに気づきます。

気分は色彩のようにスペクトラムなものです。そして、気分には統一感がなく、変化することが通常です。また、表層にあるものもあれば、奥深くに存在しているものもあります。統一されず多様な、複数の気分が、自分の中に存在します。**気分は存在しては消え去っていく、一時的にそこにあるもの**です。不快な気分でいっぱいの時、気分とあなたが同一のもので、気分はあなた自身だと思いがちです。例えば、不安な気分を感じている時、不安があなた自身だと思い、この不安感をなんとかしなければと思うかもしれません。しかし、その後に素敵な人と楽しい時間を過ごせば、気分は先ほどと同じようには持続していません。変化します。気分は移ろいゆくもので、あなたと気分は同一ではないのです。

◯ 気分を利用する

仕事に取りかかる時や人と交わる時など、それぞれの状況に「適した気分」というものがあります。ですが、いまは「この仕事をやりたくない」「人に会うような気分ではないのに」と思うことがあります。こうした時も、「適した気分」は深層に確かに存在しています。こうした「適した気分」を表層に引き出し、「いま自分が必要とする気分」として利用することができるようになると、よりスムーズに快適に日常を過ごすことができるようになります。

そのために、嗅覚を利用するのです。

「気分屋」という表現は、肯定的に用いられることはあまりありません。仕事のパフォーマンスや日々の言動が気分に左右されることは、プロフェッショナルとして、成長した大人として評価されることではないでしょう。

だからこそ、気分に振り回されるのではなく、気分を利用しましょう。

心理学では、気分や感情を、行動を引き起こすエネルギー源としてみます。不安や恐れが差別や暴動を引き起こす一方で、苦悩や悲しみが社会を変え、未知への高揚や感動が文化を促進します。行動を起こしたり、望まない行動を避けたりするために、気分を調整し、気分や感情を利用しましょう。

気分を切り替える技術が身につくと

2017年の総務省の調査によると、25歳から59歳までの女性のうち、7割以上が仕事をもつ世の中になりました[1]。いまや女性も男性も、育児や介護を担いながら、仕事と生活を両立させる必要がある時代です。働き方や事業形態も変化しています。複数の媒体で、多くの情報をやりとりしながらプロジェクトを進行させることも増えてきました。

一つのことに集中し、積み上げ、成果を上げることについては、今までと変わらず重要性が示されながらも、様々な役割をこなし、複数の業務を同時並行して取り組むことが求められています。現代は、マルチタスクが求められる社会です。「毎日やることがいっぱいです。やるべきことに追われ、どれも中途半端です」「休みが必要なのはわかるけれど、一度止まると戻り方がわからなくなりそうで、走り続けています」こんな悩みをよく聴きます。

目の前の関わっているタスクに集中しつつ、役割や作業を切り替えながら、確かなパフォーマンスを出していく――次の2点を同時にこなすことが求められています。

- 短時間で気分を切り替える
- いまある目の前のことに集中し、一つのことを最後までやり抜く

そこで、気分を切り替える技術が必要になります。これを叶えるのが「香りマインドフルネス」です。

気分を切り替える技術がうまくなると、こう変わる

こんな悩みが →	こう変わる！
物事の取りかかりが遅い	スムーズに取りかかれる
生活にメリハリがない	生活にオンオフができる
くよくよ考えてしまう	受けとめて、次に活かせる
中途半端になりがち	やり抜ける
集中が続かない	集中と休憩を利用できる
不機嫌になりがち	機嫌が良い瞬間が多くなる
すぐに嫌だと思ってしまう	良い面を見つけられる
相手の話を聞くのが苦手	相手の話に集中できる
尻込みしてしまう	チャレンジできる
受け身で周囲に反応した生き方	主体的で創造的な生き方
攻撃的に反応する	穏やかに受けとめる
自分の気持ちがわからない	自分の気持ちの理解が進む
感情を隠す	感情を効果的に伝えられる
気持ちを思いやれない	思いやりのある行動をする
余計なものに時間を割かれる	大切なものを大切にできる

気分を変えようとして陥るシロクマ現象

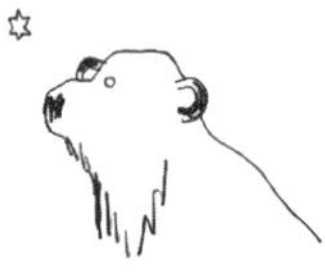

「いつまでも悪い気分を引きずってしまう」

「考えてもしょうがないことを、ぐちぐち考えてしまう」

頭に浮かんでくる嫌なことに、心がとらわれてしまうことはありませんか。

できれば早くそういったことから距離をとり、気分を切り替えて、楽しい出来事ややるべきことに集中できれば良いのですが、どうにも頭から離れず、嫌な気分が拭えないという時もあるでしょう。

そんな時、「そのことだけは考えたくない」と、「考えないようにしよう」と努力してはいませんか。


「これから1分間、他のどんなことでも頭に浮かべていいです。でも一つだけ、『シロクマ』のことだけは、考えないでくださいね。はじめますよ。いいですね」

私が秒針を確認します。さて、いかがでしょう。

あなたの頭に、シロクマは浮かびませんでしたか？

「そのことだけは考えるなというと、そのことを考えてしまう」

これは、アメリカの心理学者ダニエル・ウェグナーが行なった「**シロクマ実験**」で知られる、**皮肉過程理論**と呼ばれる現象です。皮肉過程理論とは、「何かを考えないように努力すればするほど、かえってそのことが頭から離れなくなる」ことを説明しています。

「お酒はもうやめる」「お菓子を食べないようにしよう」、そう思うと、かえってお酒やお菓子が頭から離れなくなる、という状況がこれにあたります。

つまり、考えにとらわれないようにしよう、と思えば思うほど、その考えが浮かんでくる。禅問答のようですが、あなたが意識して**「気にしないようにしよう」「もう考えることはやめよう」と努力することは、実際は、その考えの持続をサポートしているのです。**その努力を手放し、その代わりに、あなたが心地よいと感じる香りを身体で感じてみましょう。

「香りマインドフルネス」をもう少し丁寧に解説すると

第1章で紹介した「香りマインドフルネス」を、理論から説明してみます。「香りマインドフルネス」は、次の5つの側面から気分を変えることを促します。

1 香りから受ける信号を脳へ届け、心や身体にはたらきかける

香りはダイレクトに気分や情動にはたらきかけます。匂いや発生源が何かわからなくても、気分や身体の生理学的な変化をもたらし、行動にはたらきます。これは**匂いの特性**です。匂いの特殊なはたらきや嗅覚の生理学については、後の章で紹介します。

2 香りをお腹で感じて、腹式呼吸で安定する

「香りマインドフルネス」の導入の「香り腹式呼吸」は、香りを腹式呼吸の習得に利用します。腹式呼吸は不安感や興奮した気持ちを落ち着かせ、穏やかで安定した気分を導きます。呼吸や腹式呼吸については第5章で紹介します。

3 香りを感じることで、「いまこの瞬間」への集中を促す

香りは「いまこの瞬間」に営まれる呼吸によって運ばれますので、香りに集中することは、「いまこの瞬間」への集中を促します。これは、香りに意識を向けることで、とらわれていた過去や未来の出来事から意識を離すことを意味します。「いまこの瞬間」への集中は、**マインドフルネス**として知られ、多分野で注目を集めています。マインドフルネスについては第5章で紹介します。

4 生じる変化を意識に上げて、変化した気分をとどめる

気分はスペクトラムのようなものです。深部に隠れていて見えにくいものもあります。そして、気分はあなた自身ではなく、移ろいゆくものです。香りによって生じた心身の変化を感じることで、いまの気分にとらわれた状態を脱することを促します。さらに、自分の中に新しく生じている気分や、心の声に意識を向けることを通して、変化した気分や気づきを心の表層に浮かび上がらせ、意識に定着させます。

5 香りのイメージがはたらく

心理学でいうところの「心象」、つまり言葉にならないイメージのようなものが香りによって想起され、気分や身体変化を導きます。さらに香りを感じる体験が上達してくると、香りからより鮮明なイメージが浮かび、さらに体験が深まるとイメージと対話したり、イメージが自ら動きはじめたりといった、**イメージの自律的な機能**を利用することができるようになります。イメージの自律性はイメー

香りを感じる呼吸法は5側面から気分に作用する

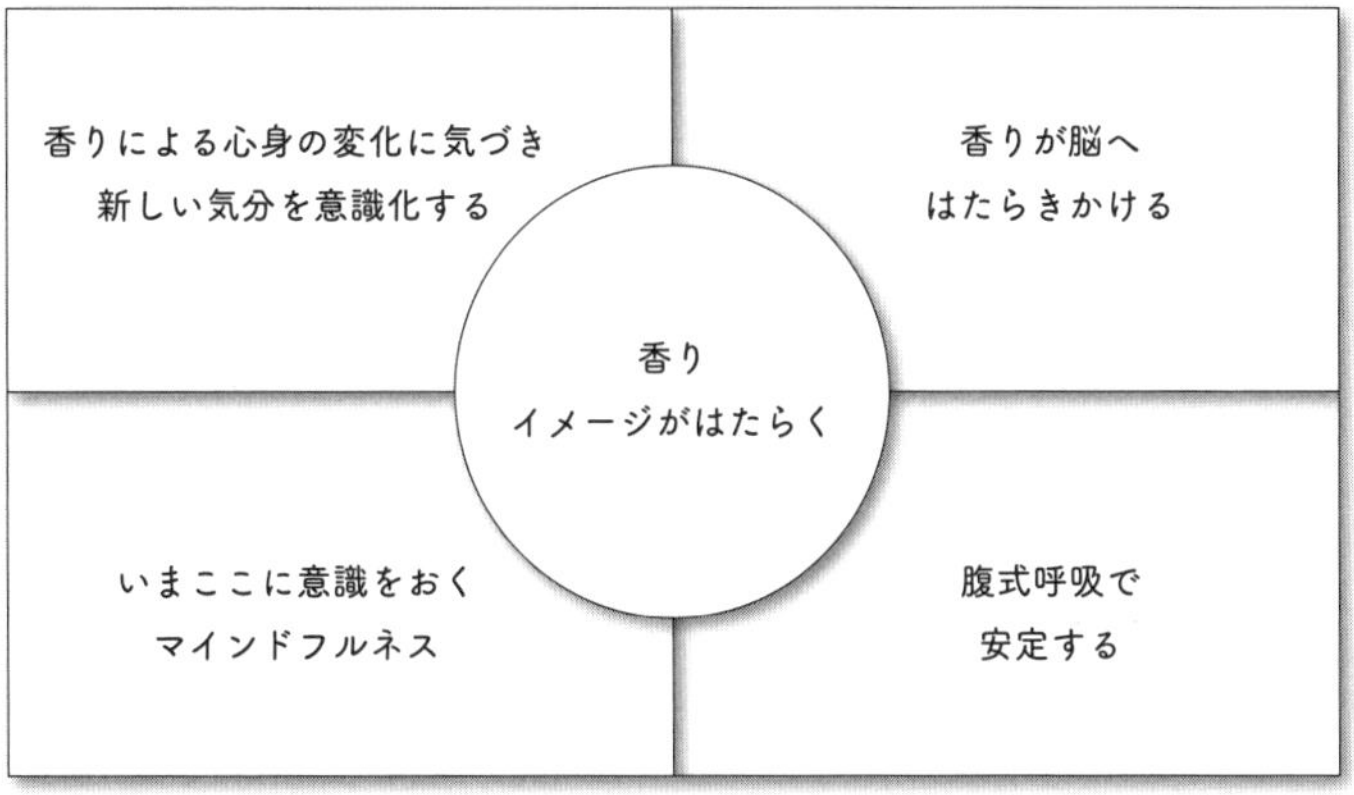

ジ療法で重視される概念で、臨床心理学的な根拠に基づいたものです。

日常の生活では気づかないような心の深い部分と対話をするイメージ療法と、身体感覚を利用するアートセラピーなどを併用することで、新しい見方や気づきがもたらされ、気分の切り替えにとどまらない、より統合的な人格の成長が導かれます。

香りのイメージを利用した心理療法、香りのイメージ療法やアートセラピーなどについては、効果的に利用するには専門的な知識と技術が必要なものもあります。本書では実践しやすいものを、第3章で簡単に紹介しています。

CASE 7

食卓の香りが喜びになり、新しい事業も進んだ

40代の男性Yさんは20年間働いた会社を退職し、第2の人生として自然豊かな地方への移住を選択しました。この地の特産品をプロデュースする事業を起こしましたが、起業して2か月目に入っても、具体的に何も進めることができず、遊んで過ごしてしまいがちだと焦りを感じていました。

移住する前、都会のオフィスでの会社員生活は忙しいものでした。都会を離れたいま、休みたい、ゆっくり過ごしたいという欲求が生じるのも当然です。早く生活を安定させたいと焦る気持ちも理解できますが、焦りは、効果的な休みを阻害するストレスを与えます。「早く働け！」と四六時中自分の内から叱責する声が響く環境は決して心が休まらず、良い環境ではありません。

Yさんには現在の気分は身体の欲求として当然であることを説明し、これから2週間は、心と身体が思うままに過ごすこと、この間食事の香りを3分だけでも集中して感じてみることを提案しました。

2か月後にカウンセリングにいらしたYさんは、徐々に仕事に向かう気分が戻ってきたことをお話しされ、私から見ても醸し出す空気に変化を感じられまし

た。さらに1年後には、食の香りを感じることをいまも意識していること、やっと会社員時代にはない喜びを感じはじめていることを笑顔とともにお話しされました。

事業は、うまくいかない現実に向き合いながら、持続的に仕事を進めていく精神力が必要です。また、起業したての事業主は、四六時中仕事に取り組みがちで、心身の健康の観点からは働きすぎに陥らないように注意する必要もあります。Yさんは食事の香りを気分の切り替えにうまく取り入れられたようです。

「田舎は生活自体に手がかかります。事業も、会社員時代と違い、全て自分でやる必要があり手間がかかります。ですから思っていたより忙しい。ゆっくり自然を愛でながら過ごすという時間はありません。そんな中でも、食卓で食の香りを楽しみ、採れたて野菜の香りの高さを感じています。ようやく身体に心地よさが感じ取れるようになりました。そうした時に都会の会社員生活にはなかった喜びを感じます」

COLUMN 1

カウンセリングで香りを使用する、ということ

あなたは「カウンセリング」を体験したことがありますか。

アメリカでは、カップルや個人が、恋愛や結婚、人生、仕事について相談するため、カウンセラーのもとを訪れる場面が映画やテレビドラマなどによく登場します。日本のドラマでは見かけることは少なく、まだあまり一般的とはいえないかもしれません。

カウンセリングは、日常の関わりから離れた空間であり、利用者であるクライアントの安全と利益が第一に考えられる場です。カウンセラーはクライアントの目的に応じ、言葉や言葉以外のメッセージを駆使して、必要な心理学的な知識や心理療法を提供します。

クライアントのニーズは様々です。一人として同じニーズ、同じ境遇の方とは出会いません。また、そこに流れる時間も同じではありません。瞬間は常に変化しています。クライアントとカウンセ

ラーは、とどまることのない瞬間を、心の奥に宿る想いを共有します。

カウンセリングは、生き物であり、クリエイティブな場です。ですから、あなたの抱える問題が、本書で紹介するケースと**全く同様ということはない**でしょう。そして、香りも全ての問題に適応できる万能なものではありません。香りを使わない方がクライアントに利益があると判断するケースも多くあります。

一方で、良い香りはあなたの身近にあります。意識するようになると、心地よさをもたらす香りは日常にあふれています。良い香りを全身で感じ、喜び、楽しむことは、決して特別なことは必要ありません。

香りは、**ダイレクトに気分や情動にはたらきかけます**。しかし、何かを調べるように匂いに接すれば、気分の変化を得るのは難しいでしょう。先入観は知覚をコントロールし、身体に宿る記憶は香りの感じ方を操作するからです。まずは「何の香りか」を判断する習慣から離れ、香りがもたらす体験に、身を委ねてみましょう。

2章のまとめ

人には「気分」があり、
気分は言動やパフォーマンスに影響を与える。

匂いは、「瞬時に、知らないうちに」
気分にはたらきかける。
これは匂いの性質である。

匂いを利用して気分の調整を行えば、
気分に振り回されず、気分を活かして、
パフォーマンスにつなげることができる。

「香りマインドフルネス」は
5つの側面から
気分にはたらきかける。

第 3 章

AROMA&
MIND
FULNESS

良い香りは
こころによく効く

匂い体験を知る

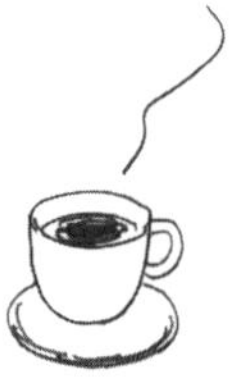

この章では、**匂いの心への作用**に焦点を当てます。気分を利用するために、香りを使うとなぜ効果的なのか、匂いは気分にいかに関わるのか、さらに、香りを使って心にはたらきかける方法や、心と対話する方法もご紹介します。

研究成果や心理学をベースに話を進めるため、理屈や説明が多いと感じられることもあるかもしれません。そこで、あなたの生活に応用できるように、実際のケースや実践方法も紹介しながら話を進めます。

気分は認知、行動、身体と相互に作用する

匂いは、特に意識しなくても、**瞬時に気分や身体に作用**します。このことは、前章でもお伝えしました。

「これは良い香りがします。良い香りを感じれば、確かに気分は変わるかもしれません。でも気分が変わったとしても、悩みは解決されずそのまま残ります。瞬間的に気分を変えたとしても、現実は何にも変わらないんじゃないですか」

そうおっしゃる方もいます。

そうです。香りは、気分を変えてはくれますが、現実を変える力はありません。ですが、気分が変われば、目に入るものが変わります。気分が良いと、現実の解釈が変わります。気分が良いと、できることを考えるようになります。気分が良いと、思い込んでいたことが変化してくるのです。

私たちはその時の気分を色眼鏡として着用し、現実をとらえて行動していきます。気分は、「気分」だけで存在しているわけでありません。**心理学では、気分（感情）、認知（考え方）、行動（活動）、身体（痛みなど）は相互に関わり合う**と考えられています。

CASE 8

自分には思考パターンがあるということに気がついた

精神疾患のため休職中の50代の男性Tさんとは、アロマセラピーのワークショップで出会いました。当初は香りを前に戸惑う様子を見せましたが、植物や食品の身近な香りを使った「香りマインドフルネス」の誘導を繰り返したところ、香りが気分や身体感覚を変えるということを実感されるようになりました。

ある日、Tさんは病院で学んだ認知行動療法に自宅で取り組んでいることを話されました。認知行動療法とは心理療法の一つで、自分自身の中にある、現実の受け取り方やものの見方を見直し、自動的に浮かんでくる思考やイメージのパターンに気づいていくことで、新たな行動につなげていく方法です。

認知行動療法は、グループワークやカウンセリングで他者の視点を得ながら、またはワークブックなどを利用し、自身の思考パターンの気づきにつなげます。Tさんは、香りを利用しながら、現実を変えていきました。

「僕の場合、自分の思考パターンに気づくのは難しいと感じていました。だって、簡単に気づけるものならこうはなっていない。自分の考え方について見直したり、もっと違う角度から状況を見ようとしたりしても、なかなかうまくいかない。でも香りを気持ちよく感じてから療法に取り組んだら、別の角度が見えてきました。そうか、こういう見方もあったのか、と。そうしたら、自分の思考に癖やパターンがあることに気づきはじめたのです。陥りがちな自身の思考やフィルターにも気がつきました。見えているものと見えていないものの存在がわかり、異なる角度から見た際の別の考えも、受け入れられるようになりました。

気づけたとしても、それを行動につなげるのは、また一つ努力というか、勇気が必要ですが、そんな時にも良い香りを感じるようにしています。そうすると、少しできるような気になってくる。できるような気になるのと、できないと思い込むのは、大きな違いがありますよね。できると思ういまがあれば、未来にアプローチできると思います」

匂いが行動を変えることを示す実験

匂いを嗅いだだけでは現実は変わりません。ですが、**あなたの現実の行動は、無意識的に、匂いの影響を受けている可能性がある**のです。

アメリカのショッピングモールで行われた実験があります。モールを歩く買い物客に紙幣の両替を頼んだり目の前でボールペンを落としたりして、どれくらいの人が両替に応じてくれるか、あるいはペンを拾ってくれるかを調べます。

すると、全体の20%程度の人が手を貸しました。そして、ある一定の環境ではずっと多くの人、半数近くの人が手を貸し、それが、クッキーショップの近くであったという結果が得られました。この研究では、甘い香りがする店の近くでは、人は親切な行動をとる傾向にあったことを示しています。[1]

甘い香りを感じるなど気分が良くなると、他の人に対して親切な行為が導かれる。これを**心理学では「気分一致判断効果」**と説明しています。**「ポジティブな気**

分の時には、より肯定的な評価・判断がなされる」という現象です。

また、他の研究では、**否定的な気分にある時には、注意は自分の「内側」に向きやすく、肯定的な気分にある時には、注意は「外側」に向けられやすい**[2]という報告がされています。甘い香りで気分が肯定的になると、注意や関心を外に向ける余裕が生まれ、他者を援助する行為につながるという説明も可能でしょう。

◎ 匂いは行動や認知を変え、現実を変えていく可能性がある

あなたの気分は、認知、行動、身体と相互に関係し合います。また、人は社会的な動物で、一人では生きていません。実際に起きるあなたの行動変化は、自分を取り巻く環境の変化につながり、環境の変化は生活の変化として、あなたの現実になります。

匂いは、気分を変える。気分は、行動を変える。つまり、匂いは行動や認知を変え、現実を変えていく可能性が十分あるのです。

匂いで記憶がよみがえる

「マドレーヌを口にした瞬間、突然忘れていた出来事の記憶がよみがえった」

マルセル・プルーストが著した『À la recherche du temps perdu』（邦題『失われた時を求めて』）に登場するこのシーンでは、主人公が紅茶の中に混じっていたひとかけのマドレーヌを含むと、口中に広がる香り、風味をきっかけに身震いとともに過去の記憶が思い返されます。これは、匂いと記憶の強いつながりを描写した「**プルースト現象**」として知られています。

カウンセリングの現場で「香りマインドフルネス」を誘導していくと、時折、涙を流される方々に出会います。「涙が出てきて驚いた」「なんで涙が出ているのかわからない」と口にされる方も少なくありません。

嗅覚は解釈を介さずに、**情動的な記憶を司る脳の部位である扁桃体を刺激**します。情動的な記憶とは、思い出として語ることができる「出来事の記憶」とは異なり、言葉にするのが難しい、より「身体的感覚を伴った記憶」です。

「雨の降りはじめの匂いは、なんだか懐かしくて、ほっと力が抜けます」

「この香りを嗅いだら、自分でもよくわからない何かがあふれてきました」

このように、匂いによって言葉では表現しにくい、身体的な感覚を伴う記憶が想起されたり、自分の内にある何らかの感情があふれたりします。

香りで涙が出てくる

香りで涙を流すことは、悪いことではありません。涙を流すことは副交感神経を刺激し、ストレスや不安感を和らげ、**心と身体をリラックス**させます。感情に居場所を与え、経験を受けとめるプロセスとしても有効です。感涙療法として、涙を流す時間を積極的に確保する「涙活」を、生活の中に取り入れる人もいます。

ただし、香りによって、圧倒されるような強い記憶がよみがえって、震えがきたり、呼吸や心拍がひどく乱れたりする場合は、その香りを感じることを一旦、やめましょう。このような場合は、心の専門家に相談をしてください。

匂いサインで習慣をつくる

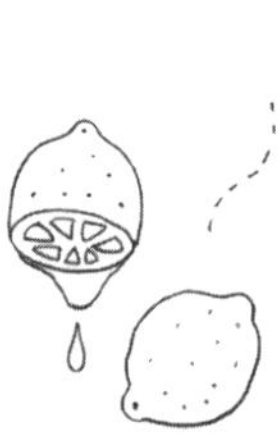

匂いは、聴覚など他感覚とのつながりの中で記憶されますので、五感の他の感覚とも連携した記憶を想起させる「記号」として機能します。[3] 香りと自分自身の体験を何度も重ねると、香りと体験のつながりが記憶され、香りが記号として機能する――香りの記号化が生じます。これを生活に利用することができます。

眠る前には、好きな香りで「香りマインドフルネス」を行う。これを繰り返すと、その香りが心地よい眠り体験を語る記号になり、嗅ぐだけで就寝を告げる「匂いサイン」になります。仕事が終わったら、好きな香りで「香りマインドフルネス」を行う。これを繰り返すと、香りが仕事を終えたことを告げる「匂いサイン」になります。

このように**香りをサインに、習慣をつくることができます**。ここでいう習慣とは、頭で考えずに反射的に生じる行動や状態のことです。

多様な働き方が推奨される中、オンラインを利用した在宅勤務も広まっています。しかし、仕事と家庭の環境の切り替え、オンオフの切り替えがうまくいかず、ダラダラして仕事にならない方や、仕事が終わっても解放感が得られないという方もいます。出社と退社を想定し、自宅の周囲を5分ほど散歩するという方法で切り替えるという方もいますが、仕事も寝室も一つ部屋というワンルームの環境では、仕事のことが頭を離れず、眠りに影響が生じることもあるようです。このような時の切り替えにも、「匂いサイン」を勧めています。仕事の終了時に、香りのスプレーを空間に噴霧します。これを毎日繰り返すと「この香りは仕事が終わった合図だ」と身体が匂いサインを受け取り、切り替えが促されるのです。

◎匂いサインは体験的なイメージを届ける

「匂いサイン」によって想起される、身体感覚を伴う記憶は、匂いの印象をもたらし、これは匂いの心象、イメージとして語られます。この匂いによるイメージは、香りをまとう文化やアロマセラピーで利用されています。

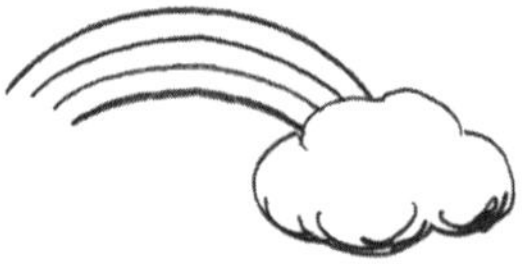

例えば、バラは身分ある人の優雅な暮らしを語ってきました。この刷り込み的な記憶は、バラの香りから富裕層の気品や上質な暮らしといった**象徴的イメージ**をもたらします。一方で、バラの香りを身にまとうと、自分に対しては、香りがもたらす物語に一致した振る舞いを導くための「匂いサイン」になります。

例えば、柑橘系のイメージというと、一般的に温暖な気候、太陽を浴びて樹木の育つ様子、実のオレンジ色、酸味や甘味、元気さや瑞々しさなどが想起されます。この香りに接すると、「元気になる、明るくなる」という方は、そうなりたい時に、柑橘系の香りを「匂いサイン」として利用できます。

あなたが「いま必要とする気分」を促すために香りを利用する際には、この「匂いサイン」がもたらす体験的なイメージによって、香りを選びます。人とコミュニケーションをとるのにふさわしい穏やかな気分をもたらす香り、論理性が求められる時に必要なシャープな気分になる香り、これらはあなたが胎児期から蓄積してきた「匂いサイン」によって促されます。

◯匂いサインから受け取る内容に、正解はない

匂いは他感覚とのつながりながら記憶されますので、個人的な体験によっては、より複雑な感覚が想起されることもあります。

年末年始にこたつに入ってみかんを食べた人は、柑橘の香りで腹部が温かくなるような、家族団欒の賑やかな感覚がよみがえりますし、山に登ってオレンジを食べた人は、清涼感や爽快感、達成感や高揚感を得るかもしれません。

カウンセリングに訪れた40代の女性Rさんに、オレンジの皮の香りを提示したところ、

「私はこの香りが嫌いです。とても偽善的な香りに思えます」

という反応でした。お話を伺うと、「元気はつらつとした爽やかな人」について拒否感があり、印象的には対極にあるような「深みがあって落ち着いた会話ができる人」と時間を過ごすことを必要としていました。この方にとってオレンジの皮の香りは、元気はつらつというイメージに嫌悪感が複合的につながったのでしょう。さらに、この香りがオレンジの皮の香りだと知った後に、Rさんは、「オレンジの香りは元気になって、心が温かくなる香りだと聞いたことがあります。で

も私はこの香りからは元気はもらえないし、温かい気持ちには到底なれない。こういう私は異常でしょうか」とおっしゃいました。

繰り返しますが、匂いの体験には個人差があります。このため、匂いに伴う記憶も異なります。このため、「香りマインドフルネス」によってもたらされる身体感覚は決して一様ではありません。**匂い体験は個人的で、特有のものです。この一人ひとりの特有性、異なる感覚の違いこそ、その方が生きてきた証しであるように思います。**

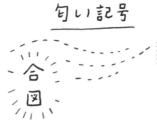

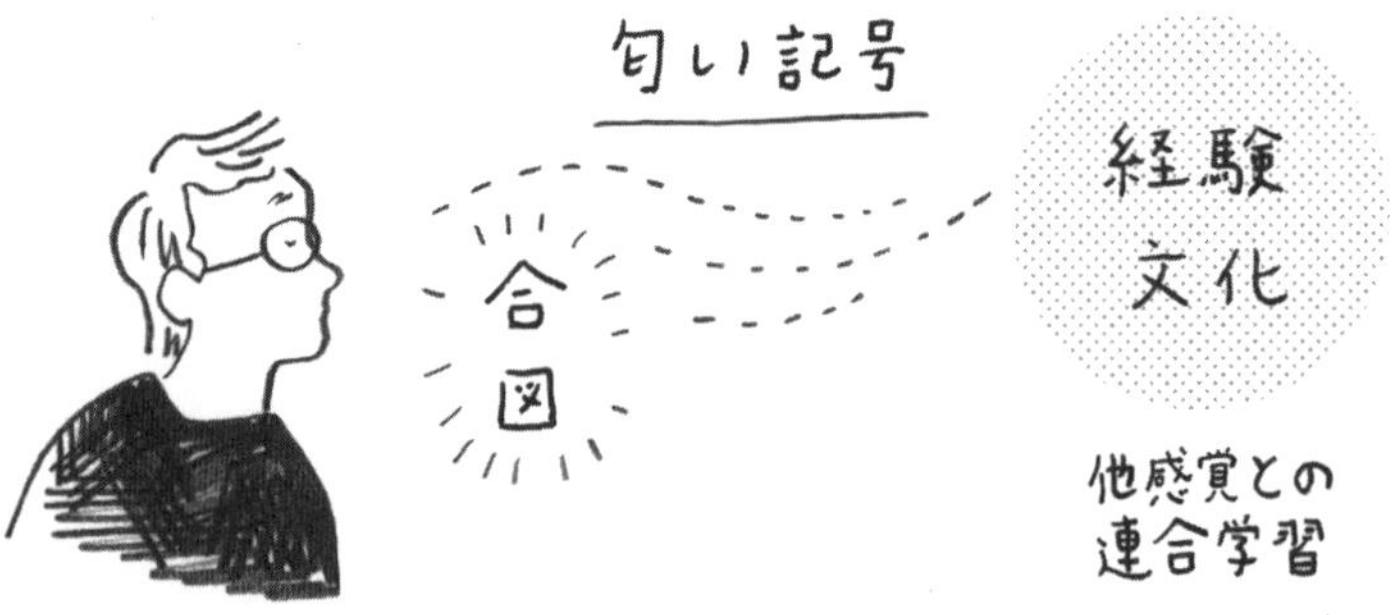

CASE 9

電車に乗る時に「その香り」を感じる

20代の女性Kさんは、電車に乗ると呼吸が苦しくなり、通勤に困難を抱えていました。カウンセリングルームでは、まずリラクセーションの練習を行いました。目を閉じ、リラックスした身体を感じます。このような時、一般的には香りは使わず、言葉のみでイメージを誘導しますが、Kさんは香りが好きということもあり、「香りマインドフルネス」を利用することにしました。

まず本人が心地よく感じる香りを選び、「香りマインドフルネス」を通じて、リラックスした感覚が意識されるように誘導します。これを何度か練習すると、香りとリラックスした身体感覚の間に、つながりができます。つまり、匂いを「リラックス」するためのサイン（匂いサイン）として利用する準備ができます。

続いて、カウンセリングルームの中で、電車に乗るイメージを浮かべながら、匂いサインによってリラックスすることを練習します。Kさんの準備ができたら、実際に電車に乗ることに挑戦しますが、この時に、香りをカウンセリングルームでの練習を示す「匂いサイン」として利用します。「匂いサイン」によって、情動的な記憶が想起され、リラックスした身体状態になれば、電車に乗る自信もついてきます。こうして電車に乗っても大丈夫という安心した経験が増えていくと、徐々に「匂いサイン」はなくても、リラックスして電車に乗れる経験が増えてきます。

「香りは、あくまでもおまじないのようなものだと思います。けれど、好きな香りを身体に取り入れる、「香りマインドフルネス」の経験を通じ、辛くなったらゆっくりと腹式呼吸をしていれば、リラックスすることもわかってきました。そして、本当に辛くなったら、ただ電車を降りればいいんだとも思えるようになりました。まだ、時々電車に乗るのが怖くなる時があります。そういう時にはバスを利用したり、香りをバッグの中に入れて電車に乗ったりします。実際には香りを取り出して嗅いだりして利用する場面はありません。ですが、香りがあると思うと安心します」

匂いがもつメッセージとは

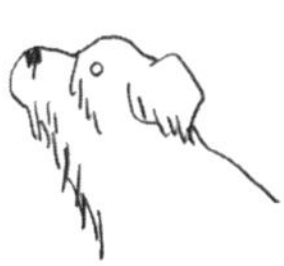

匂いは一人ひとりに異なるストーリーを伝えるメッセージです。それと同時に、同じ地域に住む人は、季節の移り変わりを香りによって共有します。

- 早春、凍てつくような寒さが緩み、太陽の温かさが宿る頃、爽やかで甘みのある梅の花の香りが届きます。
- 新緑の季節、乾いた風が吹き、光がきらめく頃、青葉の瑞々しい香りを感じます。
- 初秋となり、ジリジリと照りつける太陽がかげりを見せる頃、金木犀の花が甘い香りを漂わせます。

こうした**香りをメッセージとして受け取って、私たちは季節の移り変わりを意**

識し、生活や食事、衣服をより気候に合ったものに変えていきます。

一方、香りや匂いからのメッセージを無意識に受け取っている時もあるでしょう。例えば、人の匂いです。

人の発する匂いは非言語メッセージであり、その人がどういう人か、人物を表現します。身につけた化粧品や生活雑貨の匂いは、嗜好や信条、生活をともにする人の有無を語りますし、皮膚から発する匂いは、食のスタイルや体調、加齢などを伝えます。自分の匂いには順応しますので、自分の匂いが何を表現しているかは通常気づくことはありません。

◯ 生物の匂いメッセージが伝えること

動物の雌は、月経期や排卵期の匂いをもちます。雄が雌の匂いメッセージを頼りに生殖行動に駆り立てられる姿を、動物園などで見たことがありませんか。**身体から発せられる匂いは、生理的な状態によって成分が変化**します。そして、匂いメッセージは個体間のコミュニケーションを成立させます。

情動変化が起きると、身体は生理的に反応します。つまり、喜びや不安、緊張などの感情によって、汗腺や内分泌系など身体の生理的な変化が生じ、それが身体の匂いの変化になる可能性があります。そして、感情による身体の匂いの変化をお互いに受け取りあい、相手の気持ちを察したり、「場」の空気を読んだりして、私たちは匂いのコミュニケーションを成立させている可能性があるのです。[4]

また、**ストレスホルモンの上昇に伴って生じる物質は、手や足の汗として現れます。この時の手足の匂いはストレスの匂いともいえます。**

2018年、資生堂は、ストレスを感じている時に人が発する匂い成分として、2成分を特定しました。人はストレスを感じている時に硫黄化合物、ネギやタマネギに似た匂いを発するのだそうです。[5] この発表を聞くと「自分はネギくさいかもしれない」と、消臭剤や香水で匂いを隠したくもなりますが、この匂い、よっぽどのストレスでないと、人間が感じ取れるほどの強さではないようです。ですから匂いを隠すよりも、**気分を整え、ストレスについて対処する方が意味のある対応方法**といえるでしょう。

昔から犬は犬好きの人とそうでない人と識別するといわれていましたが、犬は緊張した人の匂いを嗅ぐ時に、手の匂いを頻繁に嗅いで、その違いを嗅ぎ分けているようです。[6]

無臭嗜好が広がる日本

現在の日本は、香りから受け取ることのできる利益よりも、香りの害のほうが語られることが多いようです。**日本では無臭が好まれる傾向**があります。アピールや過度な自己表現を良としない、奥ゆかしさを美徳とする文化的な背景があり、加えて、衛生意識の高さや神道の影響もあって、清浄が強く求められます。匂いは菌の繁殖があることを伝えますので、無臭は清浄の証しです。

また、化学物質過敏症として、匂いによる健康被害を訴えられる方もいますし、**自分が匂いを発することを極端に恐れる自己臭恐怖と呼ばれる状態**もあります。化学物質過敏症で苦しむ方は周囲との軋轢も生じがちで、無理解からの怒りや苦しみを抱えたり、心を閉ざして引きこもったりするような精神状態にもなりがちです。自己臭恐怖は多くの場合、社会と交わることに不安を抱え、人とのコミュニケーションを避ける精神状態を呈します。

匂いが、他者や自分の精神状態や情報を伝えるメッセージになるならば、人とのコミュニケーションに傷つき、面倒なコミュニケーションを避けたいという思いが深まることで、匂いを封印したいという心境になるのも理解できます。

○もし匂いメッセージがなかったら

では、匂いのメッセージがなかったら、嗅覚から得られる情報が十分でなかったら、私たちはどのように感じるのでしょう。嗅覚に何らかの問題が生じ、匂いの情報が得られなくなると、人は不安を感じやすくなるといわれます。

最近は、オンラインでカウンセリングする機会も増えてきました。匂いメッセージが受け取れないと、疾患レベルにも関わるインパクトの強い情報が得られません。視覚や聴覚情報から匂いを想像する力は鍛えられますが、それはあくまでも経験値から推測された嗅覚情報です。

もともと、日本語の「にほひ」や「かをり」は、視覚や気配といった、より全体的な空気感とでもいうべきものを含んだ表現だったといわれます。現在でも、周囲の情報をキャッチする能力が高い人を「鼻が利く」といったり、信用できない人を「うさんくさい」と表現したりするなど、嗅覚を使った比喩が用いられます。雰囲気やムードとは、匂いの伝えるメッセージなのかもしれません。

やり抜く力（グリット）に利用する

アスリートや芸術家、研究者など、各界の一流パフォーマーを対象に、何がその人たちをプロフェッショナルに導いたかを調査する、**熟達研究**という分野があります。また、成人後、人はどのような成長プロセスを進むのか、どのようなことが成長を育むのかを研究する、**成人の発達研究**についても関心が注がれています。

これらの研究で重要性が示されている能力の一つに、**やり抜く力（Grit）**があります。やり抜く力とは、諦めずに一つのことを継続して取り組む力です。それでは、やり抜く力には、何が必要なのでしょう。

やり抜く力には、情熱と粘り強さが必要といわれます。これらを保つには、適切な目標設定、支援者の存在、モチベーションを保つ技術などが挙げられますが、**気分の調整を含めた感情の調整能力、メンタルコンディショニングの技術も重要**

です。そしてこの感情の調整に、香りの力を役立てることができます。

香りの力をマラソンに取り入れた事例も

長距離をゴールに向かって走り抜くマラソンは、心の調整が必要な競技です。2018年の横浜マラソンにおいて、約4000人に天然の植物の香りをつけたシールを配布し、ランナーのコンディショニングを支える取り組みが行われました。利用者のアンケート調査回答者の回答率は8割、男女比は6対4と男性が多く、配布された香りが好きと答えた人は96％でした。「気持ちよく走れた」「疲れがとれた」「香りに助けられた」などの回答が寄せられ、今後マラソンシーンで使いたいと答えた人が87％にのぼりました。(7)

他にも出産の場面で香りの使用を許可したり、アロマセラピーを積極的に導入したりしている助産院や産科もあります。痛みの緩和やリラクセーションというのが主な目的ですが、「（香りで）気力がよみがえるように感じた」「気分が和らいだ」「呼吸法が意識できた」と、一山を越える際の精神的サポートとしても利用されているようです。

COLUMN 2

良い香りに出会う～天然の植物から抽出された芳香、精油

アロマセラピーで利用される精油は、エッセンシャルオイルとも呼ばれ、花や葉、根、果皮、樹皮など、植物の香りのある部位を、主に水蒸気蒸留や圧搾、溶剤を利用する方法などにより抽出されたものです。天然の植物の香りですので、自然な芳香を楽しむほか、その芳香成分がもつ機能を活かして、生活雑貨やスキンケア、化粧品などに添加して利用します。

ただし、精油は自然の環境に比較して、高濃度に濃縮されています。添付の注意事項をよく読み、原液を皮膚につけたり、飲用したりすることは避けましょう。また、揮発性の性質をもちますので、火気に注意し、著しい品質変化を避けるためにも冷暗所で保管します。これらの注意さえ守れば、一般に手に入りやすい精油は決して危険なものではありません。

精油は、世界中で育つ植物の自然の芳香を楽しめ、手軽で便利です。ボトルは茶色やブルーの小瓶が用いられ、どれも似通っています。ですから、値段に惹かれて、よく確認せずに購入すると、合成香料や混ぜ物のある、自然の芳香の良さを感じられない商品を購入してしまうことがあります。精油はできれば専門店で、実際に香りを試し、身体が心地よいと感じる精油を購入することをお勧めします。

最近は、生活で使用しやすい精油を使った商品が豊富です。また、精油蒸留時に採られる芳香蒸留水は皮膚に直接つけることができ、また海外ではお菓子作りや飲用される文化もあります。ほのかな自然の芳香が楽しめ、利用しやすくお勧めです。

香りを使ったイメージ療法で心の声に気づく

古代から香りは各地の伝統医療や宗教において利用され、医術や儀式に欠かせないものでした。香りがする植物を祈りとともに神に捧げ、場を清め、健康長寿を願って、燻し、香油として使用しました。匂いが世俗から離れた非日常の場をつくり、嗅覚がより内省的な意識をもたらすことを、古の人は感じ取っていたのでしょう。

香りに誘導され、外に向けていた意識を自分の内に向けると、自分の感情や考えていることが、通常よりもよく見えるということがあります。それは現代の多量な情報と刺激によってかき消されていた自分自身の発する声です。これは生まれてから体験してきた、自分しか知り得ない、自分についての貴重な情報からもたらされる声ともいえます。

自分の心の声に耳を傾ける時間を、生活に組み込んでみませんか。

仏教では、一本の線香を立てて座禅を組み、心の精神統一が高まると、香りが鋭敏に感じられ、線香の灰の音までも聞こえるようになるといわれます。**香りの中で、心に耳を澄ませると、普段は聞こえない心の叡智を知ることができることを表現しているのかもしれません。**

日常的に仕事として、心理ワークを行い、その中で必要と思われる時に香りを利用しています。香りを使った心理ワークは、日常生活の中では気づかなかった、自分に必要なメッセージを得ることを助け、それが現実を生きるヒントや知恵につながることがあります。

イメージを心身の健康やパフォーマンスに利用する

イメージトレーニングやイメージ療法というものをご存じでしょうか。

イメージトレーニングは、ビジネスマンが商談に挑む前に、相手との実際のやりとりをイメージしたり、アスリートや医師が試合や手術に挑む前にイメージの中で、手足を動かし本番に備えたりするトレーニングです。

イメージ療法は、クライアントにイメージ想起を促し、生活や治療に活かすものをいいます。特定の場面をイメージし、その場面でリラックスしたり、過去に選択した行動をやり直したりするほか、がん患者に対し、がん細胞に身体の免疫細胞が効果的にはたらく様子をイメージさせる方法などもあります。また、心身の緊張が強い人にリラックスを促すために、身体の末端が温かく感じられるよう誘導する方法があり、これは自律訓練法として広く用いられています。

イメージを使った二つのアプローチ

これらのイメージを使ったメンタルコンディショニング方法には、大きく分けると2種類のアプローチ――自由イメージ法と指定イメージ法があります。

自由イメージ法では、クライアントに自由に浮かんでくるイメージを語ってもらい、カウンセラーはそれを共感的に聞きます。指定イメージ法は、例えば「過去の一場面」や「影響を与えている人」など想起されるイメージを特定します。

香りイメージワークでは、自由イメージ法と指定イメージ法の両方について、イメージ想起に香りを用います。自由イメージ法も指定イメージ法も、普段意識にのぼらない、自分の身体感覚や心の深い部分との対話を促進する上で有効ですが、どちらも「いまこの瞬間」の現実の生活に活かすために利用します。特定のイメージ想起が現実をよりよく生きる上で役立つと考えられる場合は、指定イメージ法を用いますし、自由イメージ法は心の中にあるものを自由に話すことで現実についての気づきにつなげます。

自由イメージ法は、好きな香りで行います。指定イメージ法は特定のイメージが浮かびやすい香りを用います。

イメージを想起させる能力には個人差がありますが、これは上達します。イメージ療法は、通常の意識状態よりも深い心の部分にはたらきかけ、強力に作用する一面もあります。現実と夢が曖昧で、妄想があるなど、イメージに没頭することが心配な精神状態にある方や、イメージに圧倒される方は、むやみに自己判断で行わず、心の専門家に相談するようにしてください。

○「香り自由イメージワーク」

自由イメージ法の一つに、**アクティブ・イマジネーション**があります。これは、浮かんでくるイメージを、夢を見るかのように、そこから**自由に広げる方法**です。

このアクティブ・イマジネーションにクラシック音楽を利用する方法があります。ヘレン・ボニーによるＧＩＭ（Guided imagery and music）と呼ばれるもので、これは音楽療法の一つとして紹介されています[8]。

　このクラシック音楽の代わりに香りを利用して行うのが、香り自由イメージワーク（Guided imagery with aroma：ＧＩＡ）です[9]。「香りマインドフルネス」を行い、自由にイメージ展開することを誘導します。この時、心地よい体験が想起されやすい、良い香りを利用しましょう。香りは自然の植物の香りを利用することが多いですが、自分が心地よく香りを感じられるものであれば、特に限定するものではありません。

　カウンセリングで利用される場合、普段は気がつかなかったような心の動きに出会うこともあります。

「香り自由イメージワーク」

1 「香りマインドフルネス」を行います。

2 あなたの目の前に情景が浮かんでくるのを待ちましょう。浮かんでこなければ、鼻呼吸を続けて情景が訪れてくるのを待ちます。何か情景が浮かんできたら、夢を見るかのようにイメージを眺め、感じます。無理にイメージしません。ただ浮かぶままにしましょう。

3 あたかもそこにいるかのように活き活きと体験が感じられます。高原で風に吹かれながら、広い芝生に寝転がっている姿が浮かんできたり、浜辺で海を見ながらのんびり座ってみている情景が浮かんできたりします。五感でイメージを感じましょう。

4 心身がイメージに反応します。イメージによっては、心身が安らぎ、ワーク後にはリフレッシュし、よみがえるような体験も得られます。また、イメージの中で対話をしたり、自由に振る舞ったりすることを通して、今まで気づかなかったようなことに、気づくこともあります。

CASE 10

ストレス疾患が徐々に回復

20代の女性Aさんは職場のストレスから呼吸が苦しくなり、身体の不調を感じるようになりました。医師の紹介で、薬物療法と他カウンセラーによるカウンセリングを受けていました。カウンセリングが順調に進行し、このタイミングで香りを使ったセッションが有効になるのではと判断したカウンセラーのご紹介で、著者はAさんとお目にかかりました。

周囲を察する能力が高く、感受性と想像力の豊かなAさんは、きちんとした方という印象でした。そして、周囲への配慮や日本の文化の中で、Aさんが本来有する豊かな心の世界が小さく縮こまっているように思え、心の解放を促すことを目的に、香りを使った自由イメージワークを提案したところ、やってみたいとご快諾されました。

マンダリン、ローマンカモミール、ラベンダー精油を使ったイメージワークでは、幼少の記憶が想起され、自然の中での体験や親に守られていた頃の深い安らぎの時間を語りました。

Aさんは「たくさんのメッセージをもらいました。元の自分でいいのだといろんなことを感じた。不思議な気分です」と体験を振り返り、「香りを使ったワークは活力を与え、魂と対話する時間になった」と後に体験を手紙に綴ってくれました。

その後、徐々に病状は回復されていきました。[10]

香り指定イメージワーク

指定イメージワークでは、特定のイメージを利用します。特定のイメージとの関わりを通して、現実の理解や行動に活かします。イメージを想起する能力には個人差があり、容易にイメージを浮かべることができる方もいますが、あまり得意ではない方もいます。

この能力は上達する性質のものです。イメージに慣れない方に、イメージしたいものを**想起するためのサポートとして香り**を利用します。

カウンセリングで利用している香り指定イメージワークの一つに、**巨樹のイメージワーク**があります。

樹木は、古より世界各地で、人の象徴とされました。森の近くに住む民族は、樹木を信仰し、迷いがある時には森に入り、思考を巡らせてきたといわれます。**人が無意識に木に人格を投影することは心理学でも知られ、心理検査にも利用**されます。木々が根をはり、葉を繁らせる様からは、包容力や安定を感じますし、天に向かって伸びる姿には、厳しい中でも生き抜く知恵を重ねます。中でも、悠久の時を重ねた巨樹は、宇宙的な視野をもった老賢人の象徴とされ、物語や神話でも語られてきました。このことから、心理療法において樹木を利用し、自身の中に宿る**叡智との対話**を促します

　この巨樹のイメージ想起をサポートするために、木の香りを用います。日本は国土の約3分の2が森林という、北欧諸国に次いで**第3位の森林国**です。ヒノキや杉、松、モミの木など、生活に馴染んできた木も多く、木の香りは清涼感とともに落ち着きや安心をもたらすことが少なくありません。落ち着きや安心感**はイメージを想起することを助けます。**

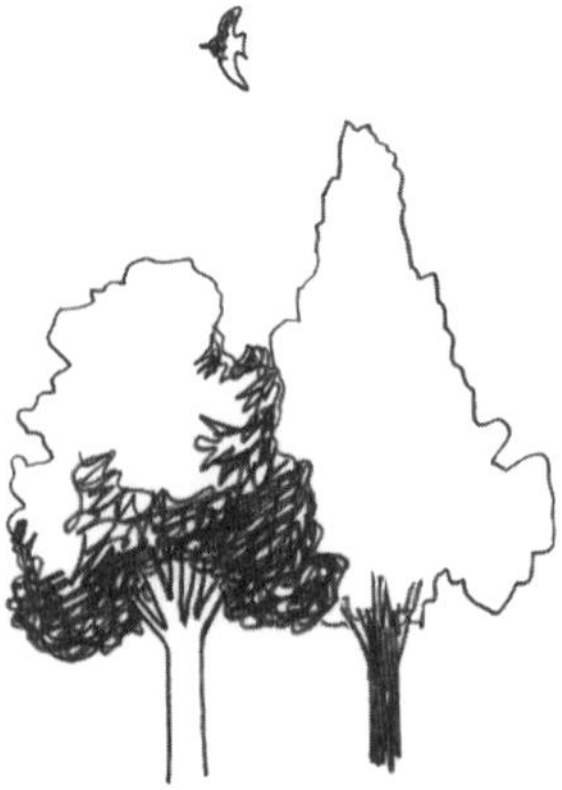

「香り指定イメージワーク（巨樹の例）」

1 想起したいイメージがもたらされる香りを選びます。
今回は〈巨樹〉がイメージされる香りです。

2 「香りマインドフルネス」を行います。
悠久の時を生きる〈巨樹〉が目の前に浮かんできたら、呼吸を合わせましょう。〈巨樹〉が息を吸うとあなたの中から息が吐き出されます。〈巨樹〉が息を吐くと、あなたの中に息が吹き込まれます。

3 〈巨樹〉に自分がいま聞きたいことや、悩むことを問いかけてみます。

4 〈巨樹〉との対話に感謝を伝え、終了します。

※〈〉には指定するイメージを入れる

巨樹からの声は、悠久の時を生きる視点からもたらされる叡智です。巨樹という象徴を介した、自己の深い部分との対話は、狭くなっていた視野では気づかなかった深い気づきの体験をもたらします。

CASE 11

幼い頃の安心感がよみがえり、現在が肯定された

イメージワークは一人でもできますが、グループで行うこともできます。香りによって、もたらされるイメージはそれぞれ固有のものです。特に香り自由イメージワークでは、こちらの意図にかかわらず、その方に必要なものが、必要なプロセスで想起されます。

ある時、シソの葉の香りを用いたグループワークを行いました。短時間の香り自由イメージワークについて、40代の男性Tさんはこうお話しされました。

「祖母の家にいる時の感覚が思い出されました。懐かしさが胸のあたりにこみあげてきて、そして、梅干しの酸っぱさで、唾液が出て……。耳の下がぞわぞわとして痛い感じでした。浮かんできた情景の中でまどろんでいて、心地よかったです。なんだか、すごく安心していた。あの頃

は、何者でもなかったな、自由だったなぁと思いました。とても心地よく感じました。

いまの自分は、会社員、夫、親として、気がついたらたくさんの役割や責任を積み重ねて、その分不自由を感じているのかもしれません。正直、少し窮屈です。もう戻らないし、あのように安心感を得るような時は、これからもきっとないのでしょう。こうして気づかずに積み上げてきた、ありがたいけど、窮屈な生活を生きていきます。過去にあんなに自由で、心から安心している自分がいたと知ったら、なんだか安心して、これでいいんだと思いました」

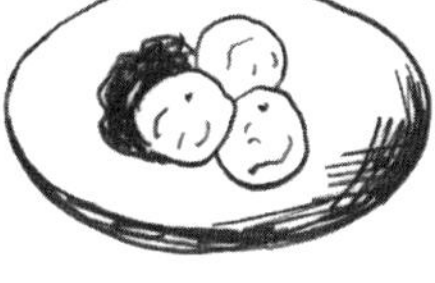

他にもある、香りを使い心と対話する方法のご紹介

心との対話を促進する香りの特性は、イメージ療法にとどまらず、他の療法でも活かすことができます。

香りアートセラピー（芳香芸術療法）

沈んでいる子どもたちにクレヨンや色鉛筆などを渡すと、心のままに手を動かすうちに、活力がよみがえり、表情にも変化が見られるようになる。新聞やテレビなどで、震災後の避難所や学校などでのこうした光景を見たことがある方もいるかもしれません。これは芸術療法（アートセラピー）と呼ばれる方法です。子どもへの利用が知られることが多いように思いますが、子どもだけのものではありません。芸術療法は、大人の心にも響きます。

香りアートセラピー（芳香芸術療法）は、芸術療法の代表的なツールである絵画や色彩などに比べ、まだ一般的とはいえませんが、古本や街の香りを利用し、その感想やイメージを語りあったりするなどその手法は検討されています。中でも、香りによって沸き起こった気分の変化や身体感覚の変化をアートで、表現するプロセスが、**香り表現アートセラピー**です。

◯香り表現アートセラピー

一般に、香りアートセラピーは、パステル画や水彩絵の具を使って、綺麗な作品を仕上げることが多いのですが、香り表現アートセラピーでは、日常生活では否定的な感情として扱われる、怒りや焦り、不安といった感情も尊重し、表現します。人によっては、暴力的に感じたり、グロテスクに映ったりする作品に仕上がることもあるでしょう。しかし、香り表現アートセラピーは作品の仕上がりは問いません。

表現アートセラピーは表現すること自体がもつ、自然治癒や自己成長の力を利用します。深い自分の心を感じながら表現することは、生きる喜びや、創造性を高めます。自分の中に存在する、光の側面だけでなく、**影の側面にも居場所を与える**ことで、より人格的な深みが増し、心の安定を得ることが可能になり、他者への共感を育みます。(11) 内なる自己を誠実に表現するプロセスを支えるツールとして、香りを利用したものが香り表現アートセラピーです。**香り表現アートセラピーの方法は様々ありますが、ここではスクイグル編を紹介します。**

「香り表現アートセラピー（スクイグル編）」

1 クレヨンと画用紙を目の前に置きます。
2 気分に合った香りを選びます。
3 「香りマインドフルネス」を行います。
4 起きる反応を身体で感じます。
5 身体で起きた反応とフィットする色を選び、利き手でない方の手にクレヨンをもち、心がおもむくままに、落書きのように、ぐるぐると描きます。

6 「自分の気持ちや身体感覚にフィットしている？」と問いかけながら続けます。色を変えたくなったら、変えます。

7 香りを変えたくなったら、変えます。

8 自分の中の反応がおさまってきたら、終了です。

CASE 12

ドロドロした感情に気づくことで感情に抜け道ができた

30代の女性Aさんは、ワークショップではじめて香り表現アートセラピー（スクイグル編）を体験しました。体験の後、心が落ち着かない時や自己理解を深めたい時のセルフケアツールとして、香り表現アートセラピーワークを日常に取り入れるようになりました。

「ワークショップではこんなものかなと思っただけですが、自宅で何度か行なっていると体験が深まってきました。それにつれて自分の中に、こんなドロドロした感情があることに驚きました。内容はちょっと人にはお話しできません。家族や友人、カウンセラーにも話せません。言葉にするのがおぞましい感情なのです。

ですが香りの中で、この感情と向き合うと、自分の内側にすっと涼風が通ります。開放感があって、自然と心が開くし、感情のエネルギーがこもらず、抜け道をつくってくれるようです。香りを感じて、感情があふれて涙して、時には震えて、落ち着いてきたら寝る。まるでマッサージを受けた後のような、短い眠りから目覚める。これで30分弱ほど。スッキリします」

ニュートラルな状態の気分を変える

良い香りを嗅ぐなどして良い気分になったのも束の間、そのすぐ後に嫌なことや嫌な人を思い出して、元の気分に戻ることがあります。この傾向は、**人は一定の状態を維持する傾向があるという、心理学でいう「恒常原則」**から理解できます。気分を切り替えたい、と思いながらも、変化した気分を落ち着かないと感じ、元の慣れ親しんだ自分の気分に戻ろうとする可能性があるのです。

さらに、過去に、「あなただけが良い気分で居続けたら周囲が羨ましがるからいけないよ」「そんな能天気で過ごしていると悪いことが起きるよ」などと繰り返しいわれていたとしたら、気分を切り替えて良い気分を維持し続けることが難しいのは当然でしょう。

あなたのいままでの人生は、どんな気分で彩られているでしょう。いまこの一瞬が連続して1分や1秒となり、1日をつくる。さらに1年をつくり、束ねられて人生となる……。

全体は部分の寄せ集めではありません。例えば瞬間瞬間の気分を毎日スコアづけして、最期の時、総合得点の高い人が、イコール人生を良い気分で過ごした人と考えることは、短絡的でしょう。

しかし、気分の良い瞬間と悪い瞬間、どちらが多いかで、**人生に漂う気分の様相が違う**こともわかります。個人の気分はスペクトラムのように存在し、日によっても、時間によっても異なります。一定ではありません。揺れ幅や質に個人差があるように、特に出来事がない、何もしていない時の「ニュートラルな気分」にも個人差があります。「ニュートラルな気分」は気質や生活歴、最近の生活状況にも影響を受けています。

◯「ニュートラルな気分」は自覚されにくい

一側面からだけですが、一般的に生育環境が穏やかで、安心安全が当たり前の環境で育った個人は、気分が安定する傾向にあります。こうした人のニュートラルな心の状態は、安心していて落ち着いています。

逆に、小さな頃から安全感のない、何が起こるか予測不可能な環境で育ったという人は、不安や悲しみ、抑うつや怒りに似た気分を、ニュートラルな状態に据えていてもおかしくないでしょう。

前者が良い、後者が悪いという話ではありません。人は、**自分の状況に慣れています**。ものが少なく、静かな環境で育った人は、静寂に慣れています。ものがたくさん置かれ、テレビやラジオがつけっ放しの環境に慣れている人は、ものがなく、静かな場所では、心が落ち着かないといいます。音がない状態に、孤独を感じ、恐怖感さえ感じる人もいます。

○これからの自分の気分をつくる

まずは**自分自身のニュートラルな気分に気づきましょう**。過去のあなたが気分をどこに置いていたかは、これまでの習慣の中でつくられてきました。そして、これからのあなたのニュートラルな気分は、いまからつくっていくものなのです。

それでも、気分の変化を怖がる人がいます。「問題がまだここにあるのに、気分を変えたら危ない」といいます。否定的な気分や感情は、リスクを回避することに役立ちますので、その通りかもしれません。ですが、**良い香りを感じてから、もう一度しっかり問題に向き合ってみてください**。先ほどまでとは、違う考えが湧いてくることもあるかもしれません。

ニュートラルな気分が良い気分、喜びを感じるものであれば、気分の良い時間は増えてきます。「香りマインドフルネス」は、気分を変えたい時に取り入れたい方法ですが、その時だけのものではありません。最初は、気が向いた時に、良い香りに接するだけでも、「ニュートラルな気分」をより良く変えることができます。そうした瞬間を増やすことで、**良い気分を保つ癖をつけましょう**。

ただし、うつ病など気分の障害が主症状となる精神疾患があります。この場合は身体状態など、他の要因も起因した疾患として適切な医療を受ける必要があります。気分の落ち込みや気分のムラが激しい時には、心療内科や精神科を受診しましょう。

ゆっくり確実に変化を得る

「ぐっすり休み、快適に目覚め、香りで自分の心を整え、人にも自分にも優しい生活を送る。それは理想的だけど、自分には到底無理だな」

そう思う方、本当に無理でしょうか。

人には確かに一定の状態を維持する「恒常原則」があり、望んでいるはずの変化さえ避ける傾向「安定への傾向」があります。一方で、人には状況に適合し変化をする性質「**可塑性**《かそせい》」があります。小さな刺激、小さな一歩を積み重ねることで、十分変わることができるのです。

目標が大きすぎると達成も難しくなりがちです。そこで、目標は小さくサイズダウンし、できることから確実な一歩を踏み出します。この一歩が積み重なることで、目標が達成できます。これは赤ちゃんのような一歩を刻むという意味から、**ベイビーステップ**と呼ばれます。

気分を切り替える練習も意識して少しずつ

同様に、本書では気分を切り替えられるようになるための練習として、香りを感じる瞬間を意識的にもつことを提案しています。

「まず、何からはじめたらいいですか」という方に、著者がお勧めすることが多いものは、柑橘系の果物です。グレープフルーツやオレンジを切った時の芳香を「香りマインドフルネス」で感じてみましょう。食した後に残る皮は、様々な場面で用いることができ、香りから気分の変化を得ることができます。

「果物はあまり食べないです」という方には、生活にある身近な香りとして、食事の香りをお勧めしています。食事は毎日のことですので、特別に時間を確保する必要がなく、手軽です。

日常で手軽に香りを感じるところからはじめよう

朝の一杯のコーヒーや紅茶などは、蒸気とともに香りをもたらします。会話を中断し、目を閉じて、「香りマインドフルネス」によって身体の変化を楽しみましょう。

コトコト煮込まれたスープ、炊きたてのご飯、味噌汁の香りなどからも、身体の変化が得られます。これらの香りを思い出すだけでもほっとする方もいるかもしれません。キッチンで料理をする際に、包丁を入れたキュウリやトマトの爽やかで瑞々しい芳香から、浄化され、生命力が湧いてくるように感じることもあります。出汁やワインの香りは複雑で奥深い天然の調香といえるでしょう。

食の香りには、鼻から入る香りと口中の香り（風味）があります。風味を十分に感じたい時には、ソムリエが行う特徴的な呼吸を行いましょう。食べ物や飲み物を口に含み、食塊を嚙んで唾液と混ぜ、匂いが口中に広がる時に、口は閉じたまま鼻から静かに息を吐くのです。

食事中は、**スマートフォンやテレビを見るのをやめて、少しの時間だけでも、静かに食事に集中し、鼻先で感じる香りや口中の風味をお腹に届け、身体の変化を感じてみましょう。**

食卓の香りと風味で、「香りマインドフルネス」を体験する。これが、気分を上手に利用する生活の、ベイビーステップとなるのです。

良い香りに出会う〜食事の中の芳香

生活の中は芳香にあふれています。野草にお湯を注いだだけのお茶。100円で手に入る淹れたてのコーヒーなど、気分の切り替えに利用しましょう。

あなたが手にしている一杯のコーヒーに含まれる芳香成分はなんと約300種以上。焙煎度合いや豆の産地、銘柄、気候条件や収穫、保存環境によっても香りが異なり、飲んでいる間にもその香りは変化します。コーヒーだけではありません。朝に飲んだ、緑茶、紅茶、ほうじ茶、烏龍茶などお茶類だけでも、発酵度合いや産地、気候条件、そして保存環境などによっても香りは異なり、さらにその中で緑茶一つをとっても、香りは水や産地、淹れ方なども影響します。

お酒の香りでは、ビール、ワイン、ウィスキー、ブランデー、果実酒など、食の香りでは、旬の食材、香辛料や香味野菜、調味料、出汁や柑橘の香りなど、テーブル上は自然の芳香にあふれているのです。鰹と昆布でとった出汁の香りが副交感神経を活性化し、嗅いでも、飲んでも、リラックスと抗疲労を導くという研究もあります。[1]朝の味噌汁の香りが程よいやる気をみなぎらせ、お吸い物の香りにほっと一息ついていた経験があったと、香りの効果を実感されている方もいるのではないでしょうか。

日々の食卓の香りに関心がある方は、アロマホイール（Aroma wheel）やフレーバーホイール（Flavor wheel）を検索しても面白いかもしれません。一般に、匂いを表現する言葉には規定がなく、「～のような」など、各々が得られた感覚を独自に表現しています。ですから、何かの香りについて皆で語るような場面では、共通の表現言語があると便利です。そこで、そのものから感じられる香りを表す言葉を、同心円を用いて分類し描いた図が作成され、アロマホイールやフレーバーホイールとして活用されています。ビール、ワイン、コーヒーや、チョコレートなど多様なホイールが、これらの香りを表現する際に利用されます。

3章のまとめ

匂いの作用には、次のようなものがある。
認知、思考、行動、身体感覚に影響を与える／
情動的な記憶をよみがえらせる／
「匂いサイン」として機能する／
情報を受け取り、伝え、メッセージを交換する

匂いの心への作用は、次のように利用できる。
自己理解やメンタルコンディショニングに活かす／
やり抜く力をサポートする／
何もしていない時の気分を、良い状態に保つ

日々の小さな習慣と変化の積み重ねによって、
生活の中の香りを使い、
気分を保つことが可能になる。

第 4 章

AROMA&
MIND
FULNESS

嗅覚と匂いの生理学

匂いはどうやって感じるのか

香りを使って気分を整える方法について、前章では匂いの心への作用やその利用の実際を紹介しました。

ここまで読んで、「匂いって、なんだか面白い」と思っていただけたら嬉しいです。さて、ここでは匂いについて、もっと理解を深める知識――嗅覚の生理学や研究成果などについて紹介していきます。

あまり日常で意識していないかもしれない、「匂い」が心と身体に作用し、気分にはたらくことを、もう少し理解すると、「香りマインドフルネス」を応用できる場面が広がるかもしれません。日々実践に取り組みながら関心があるところだけ拾い読みしたり、時間がある時にゆっくりと読んでいただいたりすることもお勧めです。

まずは、身体が匂いを受け取るところまでをお話しします。

人には約400種類の嗅覚受容体がある

匂いは**揮発性分子**の存在からはじまります。揮発性分子（以下、匂い分子と呼びます）とは、通常の環境で簡単に気体になる性質をもった分子です。

匂いを感知する――嗅覚には二つのルートがあります。一つは空気中に飛ぶ分子（匂い分子）が鼻の穴に入り、鼻の骨の奥にある嗅上皮と呼ばれる部分に付着し、「**匂い**」として知覚されるルートです。もう一つは、食べ物や飲み物などとして口の中に入った匂い分子が、鼻の奥を上り嗅上皮に付着するルートで、この香りは、「**風味**」として扱われます。鼻から入る匂いのルートは、「前方の」という意味のオルソがついて「**オルソネーザル**」、口中からの香りルートは「後方の」という意味のレトロがついて「**レトロネーザル**」といいます。レトロネーザルの香りは、食を楽しむ時に関わります。

二つのうち、いずれかのルートによって嗅上皮に付着した匂い分子は、嗅上皮の粘液に溶け込みます。ここには匂い分子を受ける嗅覚受容体が存在します。嗅覚受容体は嗅覚を伝える嗅神経細胞の先端部にあります。嗅覚受容体が匂い分子を受けとめると、匂い信号が嗅神経細胞を通じて、嗅球に、そして嗅皮質に送られます。嗅球とは脳の一部であり、嗅覚情報を統合する、**嗅覚の一次中枢**です。

人には約４００種類の嗅覚受容体があります。嗅球では、どの受容体が活性化されたか、複数の嗅覚受容体の組み合わせをもとに、香りがとらえられます。嗅球で匂いの組み合わせが示される様子は「**匂い地図**」と呼ばれ、この組み合わせによって複雑な匂いが識別されます。

◯匂いの信号が心身や気分にどう作用するのか

嗅皮質に到達した嗅覚刺激は、快、不快や情動反応に関わる扁桃体や、記憶の貯蔵に関わる海馬など、脳の奥のほうにある**大脳辺縁系**と呼ばれる部位に信号として送られます。嗅皮質は大脳辺縁系の一部としてとらえられることもありますが、どちらにせよ、嗅覚はダイレクトに大脳辺縁系に届くといえるでしょう。

また嗅覚刺激は、身体全体を一定の状態に保つはたらきを成す視床下部や、何の匂いかを判断する、匂いの認知に関わる前頭野へも信号が送られます。これらは嗅覚の高次中枢として身体各部と連携して、反応を引き起こします。

大脳辺縁系への刺激は**情動反応**や**記憶想起**をもたらし、また、視床下部への刺

匂いを感じるしくみ

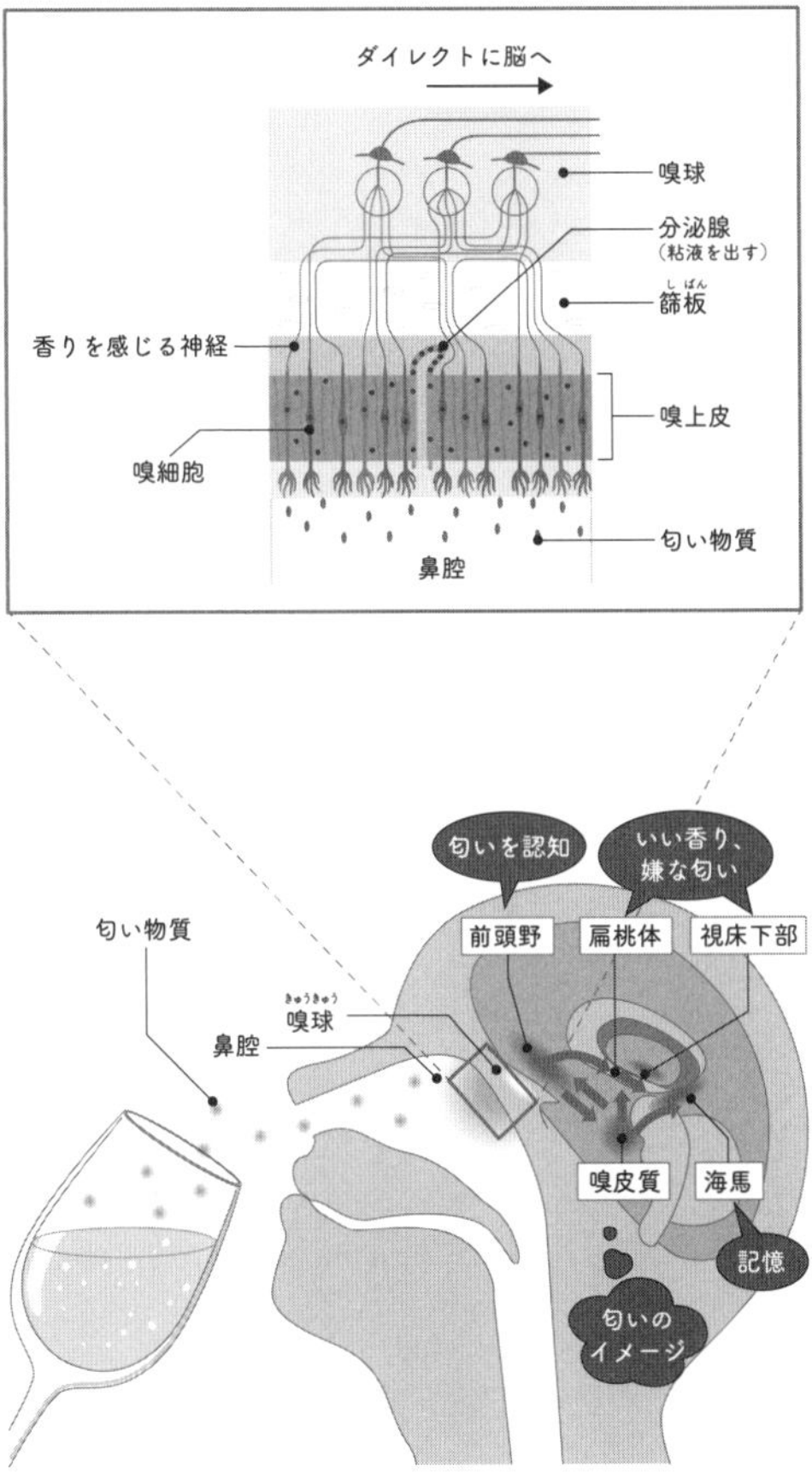

激は、内分泌系や自律神経系などを介して**身体各部に作用**します。このように、嗅覚は大脳辺縁系や視床下部へ直接信号を送ります。**物体が何か、どういうことからこの匂いが生じているのかといった思考を介さず、ダイレクトに、身体反応や気分、情動にはたらきかけます。これは他の感覚にはない嗅覚の特徴です。**

嗅覚の研究はつい最近——21世紀前後からはじまった

匂いを感じる仕組みは、意外にも、最近まで謎に包まれていました。

西洋文化において、ホモ・サピエンス属である人類は特別な存在と位置づけられました。自然を、人間と切り離した外的な対象としてとらえ、動物や昆虫などの他生物を、下等な存在とみなしました。

生物とは一線を画す優れた知能を有する人類は、意識を中心に思考し、記憶を蓄え、状況に適した行動を選択する特別な存在であり、理性的機能が求められました。人体の研究は、医学でなければ、知能、学習や記憶など思考や理性に関わる研究が進められ、また知覚の中心は、常に視覚、聴覚にありました。人類の身体にあらかじめ備わった情動や快、不快といった反応は、動物的で下等な衝動として制御されるべき対象だったのです。感じることよりも、**知識を蓄え、論理的な議論をする能力が重んじられました。**

○情動は理性に比べて下等なのか

嗅覚は情動を引き起こします。ある種の情動は、意識や理性の判断を脅かすような強い衝動を伴います。理性や意識にとって、本能による無意識的な動物的衝動は、脅威ともなり得ます。

このため、西洋文化的な価値観において、**嗅覚は下等で野蛮な感覚**として扱われました。匂いに正面から向き合うことを退け、嗅覚について抑圧しました。匂いといえば、疾患に関連づく悪臭の制御を図るもの程度であり、嗅覚の研究は冷笑され、常にその地位は低いものに据えられました。

このような西洋文化的価値観を背景に、遅れていた嗅覚の研究は、徐々にその重要性が示されるようになります。歴史学者アラン・コルバンによる『Le Miasme et la Jonquille』（邦題『においの歴史――嗅覚と社会的想像力』）は１９８２年に刊行され[1]、嗅覚の役割や重要性がテーマに扱われました。この書籍では、知性と身体で感じること、情動の抑圧の歴史、公衆衛生と悪臭問題など、匂いに関わる社会文化的な背景が哲学的な視点から検討され、嗅覚について新たな視点が提言されました。この本をもとに、嗅覚をテーマとする文学作品も生まれ、匂いの抑圧の歴史に変化が見られはじめます。

嗅覚研究は、五感の中の最後の未解明領域として徐々に盛んになり、1990年代頃から、ようやく実験心理学や生理学の主要研究テーマとして扱われるようになりました。これは、歴史的に見るとごく最近のことといえるでしょう。嗅覚が私たちの身体にあらかじめ備わった知覚、視覚や聴覚と並ぶ五感の一つということを考えると、この事実には驚かされます。

嗅覚の仕組みの研究がノーベル賞を受賞し、一気に関心が高まる

そして、2004年。1991年に発表された嗅覚の仕組みを解明する研究について(2)、リンダ・バックとリチャード・アクセルの二人がノーベル生理学・医学賞を受賞し、嗅覚の研究が脚光を浴びることになったのです。この頃、嗅覚に関心を示す層にも厚みが増し、著者に市町村や一般の方から嗅覚をテーマにしたセミナー依頼が急増したことが思い出されます。

また、ヨーロッパの香り文化や、オーストラリア、カナダの自然志向に影響を

受けたアロマセラピー愛好家が、自然の植物から抽出された精油を日本に紹介し、アロマセラピー市場を形成しはじめたのも１９９０年代後半のこと。今世紀に入る直前です。

嗅覚の活用はまだはじまったばかり

現在、嗅覚についての基礎研究が進められる一方で、**嗅覚や匂いをどう利用していくか**という応用研究の段階に入ってきました。

ストレスの蓄積や病に至る前の**未病ケア**に香りを活かすことができるか、**認知症**や**精神疾患、身体疾患**の早期発見や治療に嗅覚や体臭が活かせるか、いじめやハラスメント、虐待など、匂いと関わりがあるといわれる**社会問題**について、問題の解決を導く一助に嗅覚を活用できるか。健康の維持促進や診断、治療への応用、福祉や地域づくりなど、多様性が尊重される持続可能な社会づくりに嗅覚が活用される領域は十分あるといえるでしょう。また、ＶＲやＡＩ技術への応用や、嗅覚受容体遺伝子の個人差に配慮した個々人に応じた香りを提供する技術、嗅覚を通じた意欲や情動、豊かさに関する研究などが進められています。

COLUMN 4

良い香りに出会う～ふるさとの香り

あなたには、子どもの頃の匂いで思い出す香りがありますか。おばあちゃんの家の湿気た畳の匂い。部活の帰りに仲間と歩いた土手の香り。親の部屋にあった古い本や、夢中になった飴やラムネの匂いなどを、遠い昔の記憶とともに挙げられる方もいるかもしれません。では、その香りを思い出しながら身体の感覚を高めてみましょう。それは、日常にはない特別なものではないでしょうか。

「このよみがえる匂いの感覚」というのは言葉ではなかなか伝えられず、もどかしさを感じるような、身体が語る記憶です。

私は東京の国分寺で育ちました。都心から離れた「植え木のまち」として知られるこの地は、いつも畑の土や肥料の匂いがしました。匂いが薄れつつある今日でもこの地の匂いから、安心感とともに、他界した父や姉、少し年老いた母との記憶がよみがえります。

日本の各地には匂いがあります。これを地域資源として活かす試みがあります。香木伝来の地として知られる淡路島には、鳴門みかんという希少な柑橘が育ちます。2016年よりこの柑橘から精油が採取され、地域資源として土産物や生活雑貨に利用されています。

他の各地でも、地域特有の香りを資源として利用する「地域おこし」が行われています。森林大国日本において樹木は貴重な天然資源です。森は手を入れ、必要に応じた間伐をする必要があり、その間伐材を建具や家具、バイオマス燃料に利用し資源を循環させる工夫が必要です。さらに従来は廃棄されていた端材から精油を採り、生活雑貨や化粧品として利用しています。

先日、岡山県の農村で育つヒノキの香りを利用したコーヒーをいただく機会がありました。香りからだけではない、透明感や安定感が感じられ、とても美味しく清涼な気分が得られました。

幼少期から馴染み、生活で頻繁に接してきた香りは、私たちの警戒感を解き、心身の心地よさをもたらしやすい香りといえます。あなたの故郷にはどんな香りがあるでしょう。

匂いは生き抜くために重要な感覚

あなたは、五感のうち、どの感覚を多用しますか。また重要だと思いますか。調査では、8割の人が「視覚」と回答し、次いで「聴覚」が2割弱、「味覚」が1割前後、「触覚」と「嗅覚」が1割以下という結果でした。(3) けれど、まだ幼い子どもがいる方や、療養や介護など、だれかの世話をする方は、匂いが伝える情報の多さをよくご存じかもしれません。

生後1時間以内の乳幼児をお母さんのお腹の上に載せると、よじのぼるようにして乳首に吸いつくという現象が知られています。これは**ブレストクロール**と呼ばれ、慣れ親しんでいた羊水に似た匂いが母親の乳首から放たれることから導かれる現象だと考えられています。(4) また、生後6週間で他の母親よりも自分の母親の胸当てに顔を向け、乳首を吸う動作を見せることが顕著に見られるという報告もあります。(5)

これらは、乳幼児が匂いを通じて栄養源に向かうことや、**生後間もなくの時期から匂いの識別が行われている**ことを示し、**生きる上で欠かせない感覚**として、嗅覚の重要性がうかがえます。

子どもの世話をする養育者も、匂いでオムツ交換の必要を判断したり、健康や体調を把握したりします。「**赤ちゃんの頭皮の匂いが好き**」と幸福そうな表情を見せる場面がよく見られますが、匂いを嗅ぎ、愛しさを感じることが喜びの感情を与え、育児行動を動機づけ、育児に伴う困難を支えるという研究があります[6]。視覚や言語が未発達な時期の、まだ弱々しく未熟な時期の生存を支えるコミュニケーションの鍵が、匂いだともいえるのです。

匂いとパートナー選びの「Tシャツ実験」

身体の各機能が発達し、視覚や聴覚を多用するようになった私たちも、生きる上で重要な情報を匂いで判断しています。その一つが、異性の選択です。

嗅覚の研究でよく知られる「**Tシャツ実験**」はスイスのベルン大学で行われました。男子学生たちにTシャツを2日間、香辛料や香料を制限した状況で、着続けてもらいます。そしてそのTシャツを箱に入れ、箱に開けられた穴から女子学生たちが匂いを嗅ぎ、好みの匂いに順位をつけるというものです。

ほとんどの女性は、自分の遺伝子の型と最も離れた遺伝子型をもつ男性の匂いを「好み」として選び、逆に「好みでない」とした匂いは、自分の遺伝子型に近い遺伝子型をもつ男性のもの、という結果でした。(7) 同様のTシャツ実験は他の研究機関でも行われ、女性が男性の体臭を選択する場合は、遺伝子との関係はないとする発表もあり、その主張は様々でした。(8,9)

◯子孫を残すべく嗅覚がはたらく

その後、これまでこのテーマで発表された論文のデータを分析する研究方法――メタ研究が行われ、**遺伝子レベルで多様性を獲得しやすい異性の体臭が選択**されることが示され、これが一つの結論とされています。(10) 様々な環境下で**生き抜く遺伝子をもった子どもを残すため、嗅覚がパートナーを選ぶのです。**

このように、重要な情報を、匂いは伝えています。動物を見ると交尾の前にお互いの各所の匂いを嗅ぎあい、体臭や尿の匂いが交尾相手の選択に関わっていることはよく理解されます。そう考えると、人間も本能的な選択に匂いが影響を与えていることは、決して驚くことではありません。

一方で、**匂いは経験と強く関わる**ため、最初、「好きになった人の匂いが好き」でも、その人からひどい仕打ちを受ければ、接するのも嫌な匂いになり得ます。「あの人の匂いが嫌いと思ってしまってから、関係は終わりなんだと思った」という声が聞かれますが、Tシャツ実験は、「自分の**遺伝子の存続に有利な人**だから匂いが好き。匂いが好きだからあなたを選ぶ」という、たくましい異性選択の可能性を示しています。

◯ 体臭変化や嗅覚変化が疾患を知らせる

もっとも体臭には、遺伝子だけではなく、性差や日々の生活スタイル、食事内容、そしてその時の健康状態や精神状態も関わっていて、日常で接する相手の匂いを判別するのはより複雑です。しかし、ともに過ごす時間の長い家族はその変化に気づきやすいのでしょう。家族が体臭の変化に気づいたことから、重大な疾患が見つかるというのはよく耳にする話です。

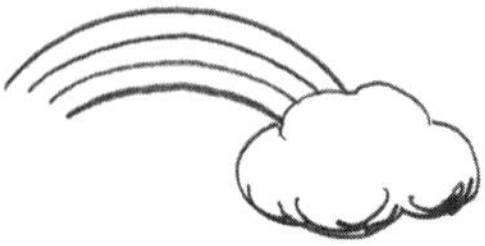

がんや統合失調症など精神疾患による体臭の変化は研究でも示されています。[11,12]また、疾患によって、嗅覚の感受性の低下が見られることもあります。アルツハイマー型認知症やパーキンソン病の初期段階に、嗅覚が顕著に落ちることが知られています。また、57〜64歳の何らかの要因で嗅覚を喪失した人のうち、40％近くが5年以内に疾患で死亡しているという研究報告もあります。[13] 体臭という匂いの発信と、嗅覚の感受性という匂いの受信、またそれぞれ疾患との関わり、このように、**疾患と嗅覚の関連**について研究が進められています。**「生きる」に関わる重要なメッセージを匂いが伝えている**のです。

嗅覚のこのような重要性はなかなか腑に落ちないかもしれません。では、動物、**野生の動物**を想像してみましょう。野生の動物は、彼らの嗅覚が機能しなくなれば、他の動物に襲われて餌食になるか、自身の餌が確保できず餓死することは容易に想像できます。私たちも、火事の発見や、ガスの漏れ、腐敗した食品の存在など、生存の上で重要な情報を匂いで感知し、嘘をついている人を「やつはくさいぞ」などと表現し、生き抜く情報を嗅覚によって得ているのです。

◯理性では創造性がかき立てられない

嗅覚がダイレクトに届く大脳辺縁系は進化的に古く、動物的な脳、「**たくましく生きる脳**」といわれます。対して、思考や言語に関わる、進化的に新しい脳である大脳新皮質は「より良く生きる脳」といわれます。しかし、より良く生きる脳の大脳新皮質も、苦しみをもたらします。思考と理性的な判断を中心にした生活は、躍動するような自由な心や創造性を押し込めてもいます。

「自分の好きなことがわからない」

「人から指示されたことはやれるけれど、自分からやりたいことがない」

「そもそも、好きってどういう感じなのかわからないのかもしれない」

そんな風に感じることがあれば、「たくましく生きる脳」をもっと活性化しましょう。自由な反応、快、不快を感じ、身体が感じる心地よさに委ねてみませんか。

良い匂いを探索する、「香りマインドフルネス」を繰り返し、好きなものを感じたり、やりたいことが沸き起こったり、生存に有利なものを選び取ったりする力、情動が感じ取れる力を育みましょう。

匂いは身体に様々に作用する

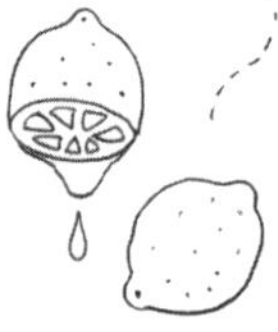

匂いがはたらきかけるのは、目に見えない気分や感情だけではありません。匂いは、身体にもはたらきかけます。

レモンやシソの葉の香りを手渡すと、多くの人が、「唾液が出た」と回答します。香りという刺激によって、外分泌腺である唾液腺から唾液が生じる。これは、パブロフの犬で知られる現象「条件づけ」といえるでしょう。パブロフが行なった犬の実験では、ベルを鳴らすと同時に肉を与えることを続けると、ベルの音と肉の記憶が結びつき、ベルの音だけでも唾液が出るようになります。

同様に、レモンの香りは、レモン果汁の**酸っぱい記憶**とともに結びつけられており、レモンの香りで、口の中に酸味をもたらすような身体の感覚をおぼえたり、唾液が口の奥から出てきたりするのです。これは「生まれた時から自動的にあった反応なのではないか」と疑問に思う方もいるかもしれませんが、**匂いの反応は、**

お母さんの胎内にいる時からの経験学習によるものとの見解が有力です。

◯男性ホルモンは、女性の匂いに影響をうける

匂いは内分泌系にも作用します。女性は月経周期に応じて体臭が変化しますが、排卵期（受精が成立しやすい時期）の女性の脇の下の匂いを男性が嗅ぐと、男性ホルモンのテストステロン値に上昇がみられます。一方で、黄体期（受精が成立しにくい時期）の女性の匂いでは、男性ホルモン値に低下がみられました[14]。

この研究で示される、女性の匂いの男性ホルモンへの影響は、普遍性があるものと考えられますが、匂いから導かれる身体生理作用は、現在の身体状態や嗜好、遺伝子の型などの影響を受けます。ですから、ある匂いに対し、同じ環境にいる全員に必ずその作用が起きるというわけではありません。遺伝子の型で、それぞれの人が有する嗅覚受容体が異なることもあり、同じ香りを感受しているとも限りません。加えて、お腹がすいて仕方がない時にカレーの匂いに出くわせば、空腹感が感じられ、胃の働きが活発化しますが、お腹がいっぱいの時や、カレーが嫌いな人には、同じ作用をもたらしません。

匂いの好みは変化する

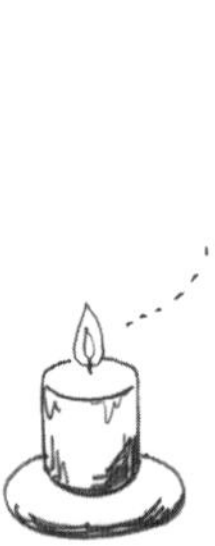

匂いは大きく分けて、良い香りと、臭い匂いがあります。臭い匂いは不快感をもたらし気分を悪化させますが、良い香りは心地よさや良い気分をもたらします。

では良い香り、臭い匂いはどのように決まるのでしょう。

匂いの反応と同様に、現在の見解では、匂いの嗜好は生まれながらにあらかじめ備わっているものではなく、お腹にいる時の羊水の匂いからの経験学習、**胎児期からの匂い経験で決められていく**と考えられています。そして、その嗜好は永続するわけではなく、後の**経験による再学習や置かれている状況、その匂いを何の匂いと判断したかによっても変化**します。

○2歳児は排泄物の匂いを「臭い」と感じない

「2歳児のにおいの選好」として知られる、筑波大学で行われた実験があります。2歳の乳幼児に、バラの匂いの主要成分であるフェニルエチルアルコールを充満させた部屋と、排泄物の主要成分であるスカトールを充満させた部屋の2部屋を用意します。そして、他の環境を同じように制御し、どちらの部屋でビデオを鑑賞するかを調べました。

すると、選択には有意な差がありませんでした。

しかし、9歳から12歳の子どもを対象にした実験では、80％の子どもがスカトールの匂いに比べ、バラの匂いを好むことが示されています。乳幼児の頃にはなかったスカトールの匂いに対する意味づけが、小学校3年生頃には形成されていることが示されています[15]。

牡蠣を食べてあたったから、牡蠣が食べられなくなった、というのはよく聞く話です。ある食べ物を食べた後に身体の調子を崩すと、その食物が嫌いに、ひどい時にはその食物が食べられなくなります。これは**味覚嫌悪学習**として知られます。同様に、大好きだった彼の香りが、ひどい別れ方をした後には、嫌悪感を呼び起こす匂いになる、匂いの嫌悪学習も見られます。

このように、私たちは、生物学的には意味のない匂いの価値——良い香り、臭い匂いというのを、学習し、経験や記憶で決めているのです。さらに育った土地や環境、世代など、文化も香りの好みに影響を与えます。一般に、ほうじ茶や納豆、魚の匂いは日本人にとっては受け入れやすく、ヨーロッパ人はカビ臭い匂いや食で馴染みのある香辛料アニスの匂いを受け入れます[16]。妊娠中に母親が接していた食品の香りは羊水の匂いに反映され、匂いの嗜好に影響を与えます[17]。匂いを感受する嗅覚受容体の個人差によって、匂いの嗜好の差も見られます。スミレの香りの中にあるβ-イオノンに対する感度が良い人は、β-イオノンが添加されたアップルジュースを好ましく思わなかったという研究もあります[18]。

匂いの嗜好は季節、日や時間でも変わる

さらに、毎日同じ匂いに接していると気づくのですが、匂いの嗜好は、日によって、また時間によっても変化します。あまり好きではなかったラベンダーの香りが梅雨時には爽やかに感じたり、大好きなバラの香りが朝の起床時には、強

い匂いに感じられ、あまり好ましいと思わなかったりすることもあるでしょう。また、あるバラの香水の香りを、好ましいと感じた人は、香水の香りを花の香りと認識していたのに対し、不快に感じた人は薬品の匂いと認識したという報告もあります[19]。匂いの嗜好は、その香りを何の匂いと判断するかにも影響します。

匂いの嗜好は年代によっても変わる

10代の男子高校生グループと、40代の女性グループにヒノキの香りを使ったワークショップを実施しました。ヒノキの香りに対して、40代の女性たちは「落ち着く」と喜びを示したのに対し、10代の男子高校生たちは、「臭い」と敬遠しました。匂いの反応は、環境差や個人差があるのは当然ですが、ヒノキは現代日本の生活様式の中ですでに馴染みがないのではと、**経験の違いからくる匂いの世代間ギャップ**を推測します。

ヒノキの香りのイメージを問うと、「落ち着いた中年以上の男性か女性」もしくは「年齢を問わず男性」という答えが多くあります。このようなヒノキの香りに40代の女性が喜びを示したことを興味深く思います。

嗅覚はトレーニングで鍛えられる

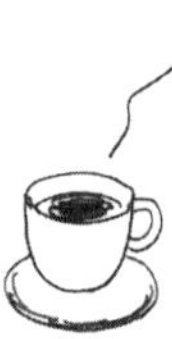

「私は匂いがあまり感じられないのです。それでも「香りマインドフルネス」をやって効果がありますか？」

このように聞かれることがあります。

匂いが感じられない時は、嗅覚を知覚する経路のどこかに原因があることが考えられます。鼻炎や花粉症のように、嗅上皮に炎症が生じている、あるいは生まれつきの鼻の形態や鼻詰まりによって、匂い分子が嗅上皮に至りにくい状況にあるのかもしれません。風邪の後に嗅覚障害が生じることもあります。または加齢や喫煙、咀嚼が少ない食環境も嗅覚が低下する要因になり得ます。

嗅覚の低下は、認知症や気分障害、パーキンソン病などとの関連も知られ、嗅覚障害の背景に、疾患がある可能性もあります。匂いが感じられず、生活に支障があるようなら、まずは受診されることをお勧めします。

◯「匂いがよくわからない」と訴えるのは男性のほうが多い

一方で、私が接してきた例では、器質的な問題や疾患ではなく、その時の**心理的な背景から嗅覚が一時的に感じられない**、匂いを感じないと思い込んでいると思われるケースも少なくありません。

嗅覚には個人差があり、嗅覚感度の自己評価とは主観的なものです。「あなたは匂いに敏感だと思うか」を問う調査によると、女性の方が嗅覚感度の自己評価が高い傾向にあります。女性の方が匂いに気づき、反応をしやすいということです[20]。この結果からの想像ですが、男女が居合わせた時、女性が匂いに反応する場面で男性は匂いに気づかず、女性から「わからないの？」といった反応が示されることもあるかもしれません。このようなことが続くと、男性側には「自分は匂いを感じないのか」という不安や思い込みが生じるかもしれません。ちなみに、冒頭の「匂いが感じられない」との訴えを示された方は、全員男性でした。

また、私たちの多くは、学校や組織において、知的な解釈をすることや正解を出すことが求められてきました。そこで、個人差のある不明瞭な「匂い」に対してコメントを求められることは、「どんな匂いが出てくるんだろう」「自分は匂いを感知できるのだろうか」などと心理的なプレッシャーになり得ます。

嗅覚は暗示にかかりやすい

匂いは目に見えず、不明瞭なものであるため、嗅覚は暗示にかかりやすいという性質があります。「匂いがする」と周囲の人にいわれると、自分が匂いを感じていなくても匂いが感じられるような気になります。**匂いは心の状態や先入観が反映されやすい知覚**なのです。そして想像の匂いによっても身体は反応し、生理的変化を引き起こします。

つまり、匂いに対するプレッシャーや不安感を抱いた状態で匂いに接すれば、「匂いがしない、匂いが感じられない」と思うことは十分あり得ると思います。また、刺激にあふれ、ストレスを抱えた生活の中で、息をつめ、身体を固めた生活が当たり前になって、嗅覚を感じないと思っていることもあるようです。これらは、思い込みや、ただ匂いを感じる余裕をなくしている状況です。

そこで、もし特に身体には異常がなさそうなのに「匂いが感じられない」と思われる方は、本書の「香りマインドフルネス」を試して、続けてみてください。

継続することで、身体の状態が変化してきます。

嗅覚トレーニング

匂いに対して不安感などないけれど、嗅覚が感じられないという方には嗅覚トレーニングをお勧めします。これには既往研究についてメタ分析が行われ、様々な嗅覚障害について機能の向上が見られると報告されています。

嗅覚トレーニングでは、毎日特定の匂いを積極的に嗅いで嗅覚を鍛えます。多くの研究では、1日2回10秒以上、4〜6か月の間に花系、柑橘系、スパイス系、樹脂系の香りの4種類に接する時間をもつことが効果的とされています[21]。この方法に忠実に従うならば、アロマセラピーや香りの専門家による助言のもと4種類の匂いを選び、「香りマインドフルネス」を1日2回行いましょう。「香りマインドフルネス」は1回でも10秒です。しかし、この正規のトレーニング方法にこだわらず、日常にある多様な香りで「香りマインドフルネス」をすることから、スタートしてみてもよいでしょう。

COLUMN 5

良い香りに出会う
〜香りのもたらす作用

香りは身体に作用し、心に変化をもたらします。香りの作用を研究するために、脳画像や脳波、心拍や体温、血流や唾液などの身体指標や、アンケート、心理検査、投影法、行動調査など様々な調査が行われています。このような研究により、ラベンダーの花やローズマリーの葉はストレスホルモンを変化させ[1]、ローズの花の香りは不安感の軽減をもたらし[2]、コーヒーの香りにより脳波がリラックスした状態になる[3]、などが示されています。他にも植物の香りだけでなく、香り成分であるα-ピネンやオイゲノールなど、芳香成分を嗅ぐことによってストレスホルモンが低下することなども確認されています[4,5]。

一方で、匂いへの反応は一律なものではありません。匂いをとらえる嗅覚受容体には個人差がありますし、同じ匂いを知覚していたとしても、その匂いによって想起される情動的な記憶は各個人に特有なものです。また、その匂いに接する環境が違えば、匂いがもたらす生理作用も一様ではないことは、空腹時と満腹時のカレーの匂いに対する反応の違いでもわかるでしょう。

パーティなどの音が多い環境でも自分の名前は耳に入る現象は、心理学では「カクテルパーティ効果」として知られますが、これは**知覚が受け身ではない**ことを示しています。嗅覚も自分に必要な情報を私たちは無意識に選択していますので、状況に応じ、同じ香りでも感じ方が異なるのは当然でしょう。**ストレスホルモンの低下が確認されるオイゲノール**ですが、過去、この匂いは歯科治療と関連づくものでした。1998年の研究では、虫歯の治療経験のない人と歯科クリニックで嫌な思いをした人の生理反応が異なり、歯科治療に嫌な経験のある人は発汗や心拍が早まるなど恐怖反応が見られたという結果が報告されています。(6)

私が心療内科にて香りを手にクライアントと接しはじめた当初、香りをどうしたら効果的に利用できるのか試行錯誤しました。アロマセラピストとしてお迎えしていた時のクライアントは、香りの作用や機能性に期待を抱いた方が多く、香りの心身への作用に期待を抱いて来室していますので、香りはその方が求めるように、期待に添ったはたらきをもたらします。香りの機能性を説明し、機能性を考慮して香りを選べば、匂いによる生理作用をもたらし、効果的に、はたらきます。**匂いという暗示性の強い知覚の特性**を考えれば当然かもしれません。イメージする力がある人は現実にはない匂いを「ここにある」と誘導するだけでも、匂いによる身体生理作用が引き起こされます[7]。

ですが、カウンセラーとしてカウンセリングで出会う方は、**香りに馴染みの少ない方が一般的**でした。「香り」という存在に不安を感じる方もいます。匂いといえば香水や化粧品の香りなど強い匂いを想像される方もいます。「香り」という言葉に身構え、リラックスとはほど遠い反応を示す方もいました。ですが、身近な香り、例えばトマトやピーマンの食の香りや、街路樹の葉っぱの匂い、これらの身の回りの香りを勧めると安心されました。「それならばやってみたい」と応じる方も出てきました。

カウンセリングでは、生活で身近にある香りを使って、「香りマインドフルネス」を誘導します。その方が香りでどのようなイメージを想起するかが感情や気分の変化をもたらし、導かれる気分の質を決めます。香りの作用は、その状況において、その方が、その匂いをどうとらえたかによって変化します。

そして、はじめのうちは、香りが身体に肯定的な作用をもたらす上で、その場が安全だと感じることも重要です。安全な環境——自宅の食卓やお風呂など、ゆっくりした環境で「香りマインドフルネス」を試してみてください。慣れれば、会議中でも、電車の中でも、騒音にあふれた環境でも香りで気分を切り替えることができるように、上達します。

4章のまとめ

嗅覚の研究が本格的に進められたのは
2000年前後とごく最近。
現在、その重要性が知られ、
応用される段階に入った。

「香りマインドフルネス」の観点から、
嗅覚の生理学について特筆することは2点。
・嗅覚は、情動や気分に関わる「大脳辺縁系」にダイレクトに届く
・嗅覚には、ルートが二つあり、オルソネーザルは匂い、レトロネーザルは風味として表現される

嗅覚の嗜好は日々変化し、
嗅覚の喪失や体臭の変化が疾患や生存にも
影響することが報告される。
匂いは生きる上で重要な感覚である。

第 5 章

AROMA&
MIND
FULNESS

知っておきたい、
マインドフルネスと呼吸

マインドフルネスってどういうこと？

「マインドフルネスって何ですか。なんだかわかりにくくて」という声が聞かれます。よく引用される定義は、マインドフルネスをいまの形で広げることになった、ジョン・カバットジンによる「マインドフルネスとは意図的に、いまこの瞬間の体験に、判断を加えることなく注意を向けることである」というものです(1)。

他にも様々に定義がありますが、マインドフルネスに欠かせない要件としては、共通に次の二つが挙げられています(2)。

- **「判断を加えない」**
- **「現在の瞬間に中心を置く」**

この二つの要件を満たすことが、マインドフルネスです。そのため、概念や方法、習得レベルが異なるものが、「マインドフルネス」という単語で表されています。

◯いろいろなマインドフルネス

本書で紹介している「**香りマインドフルネス**」も、**このマインドフルネスの一つです**。他のマインドフルネスには、食べる行為である食を丁寧に感じる「マインドフルイーティング」や、どこか目的地に向かうのではなく、「歩く」身体を丁寧に感じる「マインドフルウォーキング」などがあります。これらはマインドフルネスがいまのように知れ渡る以前から、心の調整や健康維持に用いられていました。また、個人や複数の人がその場を共有し、湧き起こる自分の感覚やその場で起こる現象を丁寧に感じる「マインドフルプレゼンス」は、そのあり方そのものが、人間関係の改善をもたらす、コミュニケーション技術です。

一方、本書では、静座瞑想、いわゆる座禅で行うマインドフルネスを「**マインドフルネス瞑想**」と記載しています。静座瞑想には様々な型があり、時間にしても、ごく短時間のものから、数日間続けるものなどがあります。

練習を積むことで効果が実感できる

マインドフルネスは継続の必要性と、継続には工夫が必要なことも研究で示されています。[3] そしてこのことは、ワークショップやカウンセリング、そして自身の経験を通じ、私も実感しています。

マインドフルネスが続かない理由について。私なりに分類しました。

- **正解を求めてしまう**「マインドフルネスがこれでいいのか、わからない」
- **すぐに結果を求める**「気持ちよさや効果を実感できない」
- **面倒を回避したい**「なんだか小難しい」「やる気にならない」「忘れていた」

初学者のマインドフルネスの導入として、上達をサポートする練習方法には、次に紹介する**瞑想訓練**（Focused attention meditation：FA）があります。これは、一つの対象に注意を注ぎ続けることを、維持する練習です。[4]

瞑想訓練

①自分の呼吸や、キャンドルの炎など、一つの対象に注意を注ぎます。
②注意がそれた時に、それたことに気づきます。そして、それたことに動揺せず、とらわれず、再び、注意を元の対象に向けます。
③訓練の時間帯やかける時間の長さは問いません。訓練が可能な時間、隙間の時間でもやりやすい時間に行います。続けるうちに、注意がそれた瞬間が敏感に察知され、落ち着いて対処することができるようになります。

「香りマインドフルネス」も、この瞑想訓練の一つといえます。瞑想訓練に取り組み、いま、この瞬間を丁寧に感じるマインドフルネスが上達すると、静座で行うマインドフルネス瞑想への気負いがなくなります。肩の力が抜けた、気負いのないマインドフルネス瞑想は、落ち着きと静寂をもたらします。

日常の意識とマインドフルネスの切り替えがうまくなると、心が喧騒から離れ、深い静寂につながるまでの時間が短くなります。そして、家でも外でも会社でも、朝昼夜のどの時間帯でも、ごく短時間であっても、瞑想体験を深めることができるようになります。

◯マインドフルネス上達の物差し

マインドフルネスの上達を測る物差しの一つに、次の5つが示されています。[5]

①「自分の体験に注意を向けること**（体験の観察）**」
②「現在の行動に注意を向けていること**（意識した行動）**」
③「自分の体験に批判的・評価的に接しないこと**（判断しない態度）**」
④「自分の体験を適切な言葉で表現すること**（描写）**」
⑤「自分の感情に過剰に反応しないでそのまま受けとめること**（反応しない態度）**」

この物差しは、マインドフルネスで重要とされる「意識」について理解を深めるために利用します。ただし、マインドフルネスの最中にこの物差しで上達を確認したり、「この部分の能力を伸ばそう」とか「この要素はできていない」などと評価したりしないでください。このような思考が湧いてきたことに気づいたら、再び、穏やかに、注意を元の対象に戻すようにします。

○存在することの価値に気づく

マインドフルネスが育まれると、「健康のために」「パフォーマンス向上のために」「自己成長のために」と何らかの目的で取り組んでいたマインドフルネスの態度が変化することに気づきます。マインドフルネスの真髄ともいえる境地に至ります。それは、何かを達成することに意味があるという「すること（doing）モード」から、**ただ存在することに価値を見出す「あること（being）モード」**への移行です。

いまこの瞬間に、ただ存在することに意味を感じ、その価値が腑に落ちます。目に入るものが、詳細になり、彩りが増します。見えなかったものに気づきます。周囲には人の配慮や思いやりがあふれていることを知ります。

それは現実の変化、新たな人生のスタート、誕生ともいえる変化かもしれません。

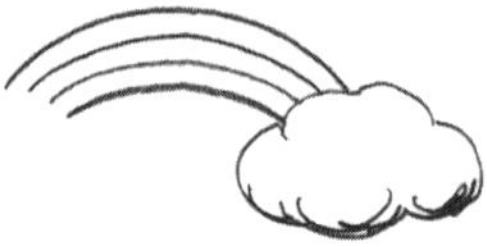

現在の形で広まったのは2000年代

マインドフルネスという言葉が広まったのは、2000年を過ぎた頃からです。日本では、2007年にマインドフルネスに関する翻訳本が3冊出版され、2013年には日本マインドフルネス学会が発足しました。そして、2015年に日経サイエンスにて、2016年にNHKのサイエンスゼロにて、神経科学的効用を中心にした、マインドフルネスを紹介する特集が組まれています。

「マインドフルネス・ムーブメント」とも呼ばれるこの広がりは、1979年のジョン・カバットジンによるプログラムからはじまったとされます。このプログラムは、「**マインドフルネス・ストレス低減法**（Mindfulness-based stress reduction：**MBSR**）」と呼ばれます。従来の医療では取り除くことができなかった痛みや苦しみに対する精神療法として、静座瞑想による8週間プログラムが組まれました。

静座瞑想には多様な種類がありますが、このプログラムは、カバットジンが日常的に接していたヴィパッサナー（Vipassana）瞑想が応用されました。ヴィパッサナー瞑想は、日本語では、「**ありのままの注意**」や「**気づき**」と訳されています。

瞑想は東洋の生命科学から伝承されてきた

マインドフルネスで語られる哲学的な概念や瞑想は、仏教の修行における重要なコンセプトの一つで、古より伝承されてきたものです。古代インドの生命科学であり伝統医療である「アーユルヴェーダ」でも、瞑想は、健康や持続可能な社会のために一人ひとりが取り組むべき生活術として推奨され、その重要性は4000年以上も前から伝えられてきました。日本を見ても、目の前のことに丁寧に関わる姿勢や季節を重んじる生活、さらには茶道、華道などの「道」の精神からも、マインドフルネスの概念というべきものを随所に感じます。

合理性を超えた心のあり方、プロセスに没し、そのプロセスが精神の成長を促す修行や心身の治癒になる。マインドフルに目の前のことに取り組むことの中に、真・善・美が宿り、成長と幸福があることを、私たちは生活の中で体得し、脈々と続く歴史の中で尊重し続けてきたのでしょう。

科学的な研究が進められている

ＭＢＳＲとして、マサチューセッツ大学医療センターで採用されたマインドフルネス瞑想は、現在、アメリカ全土から世界に広がり、痛みや苦しみの軽減への活用や、精神医療や医療従事者の教育など医療現場での利用だけではなく、学校、教育、ビジネス、コミュニティ形成や人材開発、環境教育へと様々な利用に広がっています。

マインドフルネス瞑想がこのように広がり、注目を集めた要因の一つに、心理学だけでなく、脳科学や生理学などから研究が行われ、その効果の裏付けが科学的に示されてきたことがあるでしょう。現在までに、マインドフルネス瞑想が、脳内ネットワークや脳内の関連部位に変化をもたらすことが、脳波や脳画像の研究によって示されています。

◯研究① 脳部位の構造や容積が変化する

MBSRでは、医療的な介入に効果が見られなかった慢性の身体的な痛みを訴える51人の患者さんのうち、65%に痛みの軽減が見られました(6)。

また、脳画像を利用した研究によると、マインドフルネス瞑想を実践している人は、脳にある扁桃体の神経細胞の細胞体が集合した部位について密度の減少が見られたことが報告されています(7)。扁桃体はストレス刺激に対して、防御システムを発動するなど、ストレス反応に直接関わる脳の部位です。このことは、**ストレッサーに対して、過剰なストレス反応が抑制される**ことにもつながります。

現在までマインドフルネス瞑想と脳に関する研究は多くあり、メタ研究も行われています。マインドフルネス瞑想による脳の構造や容積の変化について、現在、8部位で統計的に優位な結果が得られています(8)(俯瞰の視点に関わる「前頭極」、身体感覚への気づきに関わる「感覚野と島」、記憶と関わる「海馬」、自己や感情の調整に関わる「前帯状皮質と眼窩前頭皮質」、脳内の伝達に関わる「上縦束と脳梁」)。

マインドフルネス瞑想により、変化が確認される脳の8部位

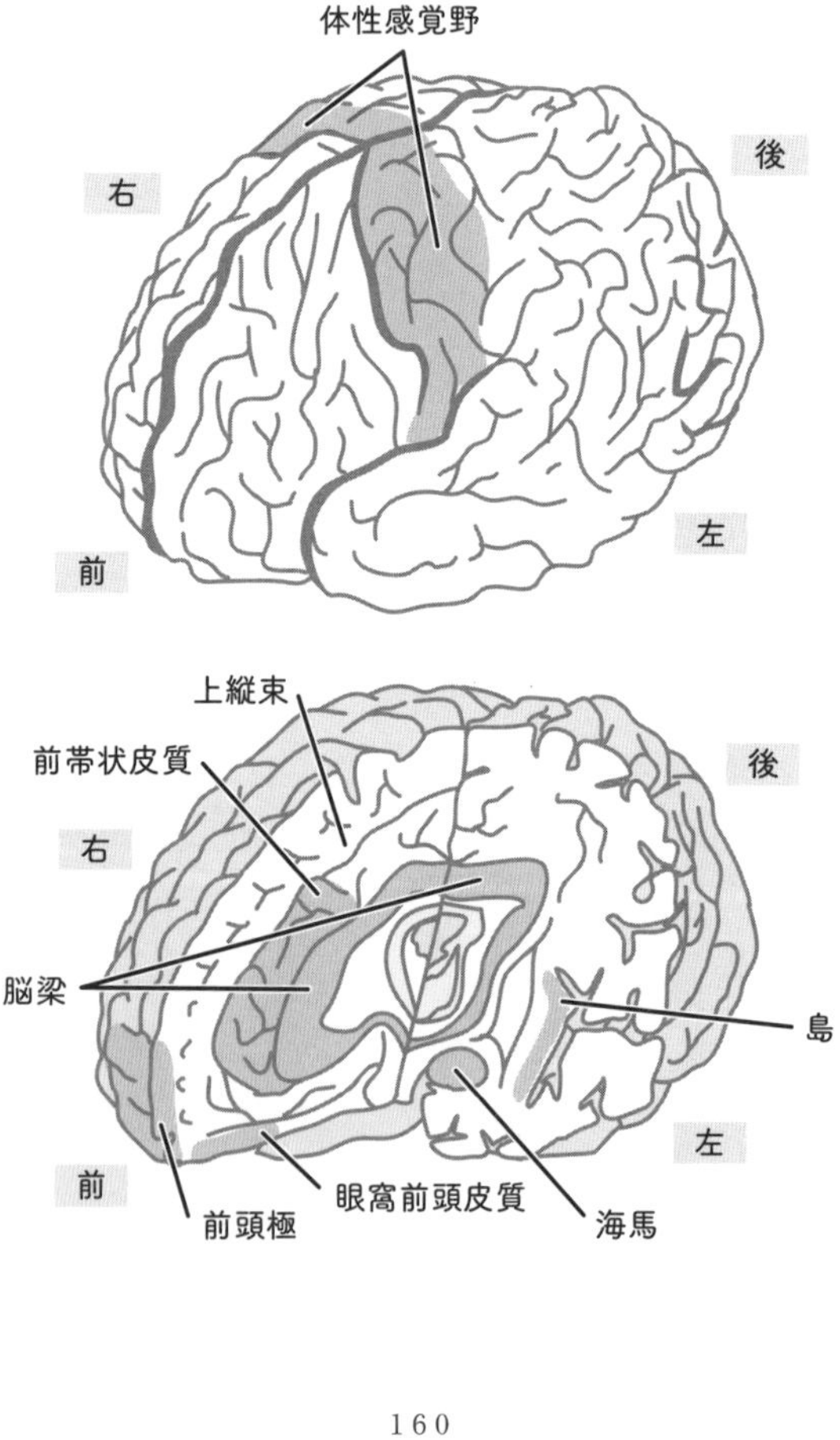

◯研究② 感じる力を育む

マインドフルネス瞑想の効果とは、脳部位の容積や構造の変化だけでなく、脳の各部位のつながり、神経ネットワークに変化をもたらすことも確認されています。その一つに、マインドフルネス瞑想を行う人は、内側から自分を感じる感覚（内受容感覚）と、外的な知覚から得られる感覚（外受容感覚）を柔軟に切り替える脳内ネットワークが築かれていることが報告されています。(9)

少し、目を閉じてイメージしてみてください。

あなたは5月のバラ園にいます。彩り豊かな花が咲き、爽やかな風が肌に心地よく感じられます。それでは、花に近寄り、「香りマインドフルネス」で、バラの香りを感じてみましょう。

このような時、「バラの色はわかる。皮膚にあたる風も感じられる。けれど、身体の感覚をなかなか得られない」という方もいるでしょう。このような方も、マインドフルネス瞑想を続けることで変化します。身体の内部感覚をスムーズに感じる力を、マインドフルネス瞑想は養うのです。

◯ 研究③　雑念を抑え、脳を休める効果がある

マインドフルネス瞑想は、脳のエネルギー消費を抑えて、休める効果があります。

お風呂の浴槽でゆっくりしている時、何も考えていないつもりでも、何かが頭を巡ってはいませんか。気づくと仕事のリハーサルが脳内で行われていたり、人間関係のことが頭にもやもや浮かんでいたりすることがあります。何も考える必要がない時にも、脳は休めていません。自分で考えようと意識していなくても、脳は活動し、エネルギーを消費しているのです。

デフォルト・モード・ネットワーク（Default mode network：**DMN**）という脳内の神経活動があります。これは、意識的な仕事（本を読むなど）をしていない時に脳で営まれる活動のことです。ぼーっと休んでいるようでも、脳は次の活動に備え「アイドリング状態」を維持し、休まずエネルギーを消費しています。人は1日の半分以上を、このDMNの活動時間に費やしています。その消費量は実に脳の全エネルギーの60～80％を占めるといわれています。[10]

DMNはひらめきと関わる神経活動でもあり、発明にもつながる創造性の高い

状況といえます。よく「お風呂に入っている時に良いアイデアが浮かぶ」などの話も聞きますが、それはこのDMNの活動によるものです。

一方、疲労を感じている時など、脳を深くしっかり休める必要がある時には、DMNの活動は抑制されなければなりません。しかしDMNが抑制できない状態が続き、過活動の状態になると、深い休息をとることができません。それどころか、脳の疲労が蓄積され、日中、集中できず注意力が散漫になったり、課題が遂行できなかったりなどの問題が生じます。こうしたDMNの過活動はうつ病や不安障害、注意欠陥などとの関連があることがいわれています。[11]

マインドフルネス瞑想を日常的に取り入れることで、**DMNを司る脳部位の過剰な活動を抑え、浮かんでくる雑念による脳のエネルギー消費を抑えます。**[12]

研究④　課題を成し遂げる集中力を促進する

マインドフルネス瞑想は、作業に集中する力を養います。「いまこの瞬間」への注意を維持し続ける行為は、課題を成し遂げようとする時と同じ脳内ネットワークを活性化させます。[13] マインドフルネス瞑想は**課題を成し遂げようとする脳内**

ネットワークを育み、**集中力を養う**のです。

◯研究⑤　感情コントロール能力の向上や細胞の変化も

マインドフルネス瞑想は一時的な気分や感情の変化をもたらすものではなく、脳内に変化を導き、**持続的な変容をもたらす可能性がある**ことが多くの研究で示されています。一方でこれらの変化が心理学でも頻繁に扱われる、記憶、自己認識、ストレス、共感などと関連していることはわかっていますが、その作用機序については、瞑想熟練度や種類によっても異なり、研究途上といえる側面もあります。現在、示されている科学的な裏付けの高い、マインドフルネス瞑想の効果をつくる要素としては以下の3つが挙げられています(14)。

1 **注意の機能が向上する**（注意を向ける対象を調節できる。注意の切り替えがうまくなる。集中力が向上する）

2 **感情コントロールの能力が向上する**（安定感のある感情を持続させる。感情と上手に付き合うことができる。感情の表出を意識的に行える）

3 自己意識、自分自身の体験が変化する（身体感覚が鋭敏になり、洗練される。バランスが調節できる）

さらに、脳だけではなく、マインドフルネス瞑想実践者の身体をつくる細胞の内部に着目し、生物の設計図である**DNA**にある末端部テロメアの長さの違いや、テロメアに関わる酵素への影響を比較、検討した研究も行われています[15]。これについては、まだ裏付けといえる信頼性の高い見解にはつながっていないようですが、今後も続けてマインドフルネスやマインドフルネス瞑想が与える影響について、脳科学に加え、細胞や身体ネットワーク全体が研究の対象になり、臨床での実践智がエビデンスをもって示されることが期待されます。

脳は、**可塑性**があり、変化します。また、神経ネットワークは**育むもの**です。**これは、気分の切り替えがうまくいかない方も、気分をうまく利用したい方も、訓練によって脳を変化させ、神経ネットワークを育むことで、感情コントロール能力を向上させることができるということです。**ライフスタイルや心のあり方で脳や細胞が変わる。マインドフルネスなあり方を継続することで、あなたと、あなたの人生が変化することが、科学的な裏付けをもって示されてきています。

マインドフルネスは科学に裏付けられた最新理論

マインドフルネスがもたらす効果や個人の変容は、臨床心理学においても注目され、健康維持や精神的な不調の改善、自己成長からパフォーマンス支援まで幅広く利用されています。

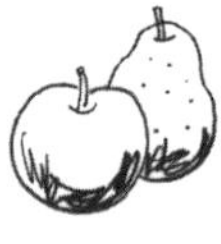

科学を重んじる「行動療法」の一つ

臨床心理学は、個人や集団のもつ課題を解決すべく知見を蓄積してきた学問です。現在の**臨床心理学**では三大理論の学派が知られており、この中で最も科学的なアプローチをとるのが、行動療法理論をもとにした**行動療法学派**です。

行動療法は第1世代から、現在の第3世代の流れへと展開しています。第1世代では、人の行動を「刺激と反応」の結果として扱う行動療法が中心でした。第

2世代になると、人が現実をどうとらえたか、出来事に対して何を考えいまの感情に至ったかという「認知や思考」が加わり、**認知行動療法**の流れが広がりました。認知行動療法は、行動療法学派だけでなく、臨床心理学全体、精神医療全体に大きく影響を与えました。

そして近年、行動療法は第3世代に入っています。**マインドフルネスは、第3世代の行動療法として応用され、現場で活用**されています。

第3世代の行動療法で採用されるマインドフルネス

痛みを抱える患者さん向けに提供されたマインドフルネス・ストレス低減法は、うつ病をはじめとする精神疾患を対象にした医療プログラム、マインドフルネス認知療法（Mindfulness-based cognitive therapy：MBCT）に応用されました。この療法は、マインドフルネス瞑想を中核にしつつ、心理療法で用いられることの多い、日記や心理教育なども併用しています。英国国立医療技術評価機構（National institute for health and care excellence：NICE）が、うつ病の再発予防に、認知行動療法とともに、推奨しているプログラムです。

他に、アクセプタンス・コミットメントセラピー（Acceptance and commitment therapy：ACT）、弁証法的行動療法、メタ認知療法などが、マインドフルネスを利用する第3世代の行動療法として知られます。これらは**抑うつや不安症状、感情制御の困難や身体症状の苦しみなどに適用**され、効果が示されています[16]。

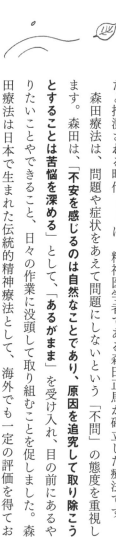

日本生まれの心理療法とも類似している

マインドフルネスは**日本で生まれた心理療法として知られる森田療法との類似**も指摘されます[17]。森田療法は1919年の明治時代――日本が近代化を目指し、西洋の文化を取り入れたことで、価値観や生活様式の変化が現代同様に大きかったと推測される時代――に、精神医学者である森田正馬が確立した療法です。

森田療法は、問題や症状をあえて問題にしないという「不問」の態度を重視します。森田は、「**不安を感じるのは自然なことであり、原因を追究して取り除こうとすることは苦悩を深める**」として、「**あるがまま**」を受け入れ、目の前にあるやりたいことやできること、日々の作業に没頭して取り組むことを促しました。森田療法は日本で生まれた伝統的精神療法として、海外でも一定の評価を得ており、神経症症状から緩和ケアまで様々に利用されています。

身体から心にはたらきかける「身体心理療法」でもある

また、マインドフルネスは、身体に意識を向け、身体から気づきを得ようとする、身体から心の変容にはたらきかける心理療法、**身体心理療法（ソマティック・サイコセラピー）**としても扱われます。

身体が発するメッセージは、長く続く身体記憶と関わります。これは言葉で語ることが可能で、意識にのぼりやすく、記憶されやすい出来事についての記憶とは異なるものです。

このことから、マインドフルネスのような身体心理療法は、言葉だけで行われる療法では届きにくい、**より深い心の層や、身体に刻まれた記憶、出来事に対する生理的な反応へのダイレクトなはたらきかけ**が期待され、言語を中心にしたカウンセリングや他の様々な心理アプローチと併用して利用されています。

組織開発など多方面への効果が期待され、採用されている

多くの成功している経営者、アスリート、アーティストなどが、**瞑想を日常に取り入れている**ことが知られています。米アップル社のスティーブ・ジョブズ、米スターバックス社のハワード・シュルツ、格闘家のヒクソン・グレイシーは、一般にも有名な瞑想者です。

また、私の周りを見渡しても、登山家、サーファー、研究者、ビジネスパーソンなど、メンタルコンディショニングにマインドフルネス瞑想を取り入れている友人を複数人挙げることができます。

多くの「仕事術」は対症療法に過ぎない

現代の価値観の中で、「成果」は重要視されています。ビジネスパーソンであれ

ば利益を上げ、持続的な経営を社会に還元する戦略を確実に遂行し、アスリートであれば、高い運動機能を発揮し、勝利し、高得点を上げたり、何かを成し遂げたりすることが求められます。研究者は周囲と協調しながら、未解明な領域に挑戦し、社会に実績を出し、YouTuberは動画再生回数がどれだけあるかで影響力が図られます。成果が求められる社会ですから「パフォーマンス」を上げるための指南は盛んに共有されます。時間管理といった仕事術、あるいはコミュニケーション方法など、様々なノウハウが書籍やメディア、最近では動画などで登場するのを目にしますが、私が知る限り、**そのほとんどは技術論であり、対症療法**です。いくら技術を磨いても、それを操る自身が変わらなければ、より大きな目標を成し遂げることは難しいのではないでしょうか。

パフォーマンスを上げる、人間としての器の成長に

自身のオペレーションシステムをバージョンアップすることができれば良いとは思いませんか。ただし、それは一夜で行われるものではありません。

近年、成人や組織の成長に関する研究が進められています。これらの研究によ

ると、仕事のパフォーマンスを上げるには仕事の技術など能力の成長だけではなく、人間としての器の成長が必要です。[18] 器の成長は、やみくもに課題を遂行していれば成し遂げられるものではありません。目の前で起きている現象、自分にとって不都合なことも含めて**「いまこの瞬間」に生じている現象を、事実として受けとめ、不確定な要素の中にとどまること。**課題をとらえ、適切な目標を据えて実行し、再チャレンジすること。これらの継続的な繰り返しが必要です。

　このプロセスは、即断即決が求められる現代には、簡単なものではないかもしれません。しかし、「いまこの瞬間」に意識を据え、事象の細部により深く関わることが、人間としての器の成長を育み、パフォーマンスの向上を促します。

◯ EQ向上に役立つ

　この器のバージョンアップを育むプロセスに着目し、人材育成に取り組む企業があります。グーグル社です。グーグル社は、マインドフルネスに基づく、**EQ**向上のカリキュラムをつくりました。「**サーチ・インサイド・ユアセルフ**（Search inside yourself：SIY）、（自分自身の中を観る）」と名付けられたプログラムは、チャディー・メン・タンによって開発され、神経科学、ＥＱ、マインドフルネスの３つの軸から構成されています。[19]

ＥＱとは、ダニエル・ゴールマンの書籍『Emotional Intelligence』（邦題『ＥＱ～こころの知能指数』）で広く知られるようになった概念です。[20] ＥＱの理論開発者であるピーター・サロベイとジョン・メイヤーによると、「ＥＱは自分自身と、他人の気持ちや情動をモニターし、見分け、その情報を使って自分の思考や行動を導く能力」と定義されています。[21]

マインドフルネスは注意機能を向上させます。これは、自分自身と周囲への気づきを高めます。現状の認識が詳細になり、周囲に対して繊細な心配りをする能力が向上します。つまり、マインドフルネスによって、ＥＱを高めることができるのです。

個人のＥＱの向上は、個人のパフォーマンスを支えるだけではなく、組織の環境改善につながり、組織全体の、チームのパフォーマンスにも影響を与えます。したがって、ＥＱを伸ばすマインドフルネスは、**組織全体のパフォーマンス向上につながります**。組織の成長、組織のバージョンアップの取り組みに、ＳＩＹではマインドフルネスが採用されています。

共感力向上と燃え尽き防止のために

マインドフルネスとEQの関わりは、パフォーマンスの向上だけでなく、他の課題の解決を意図する研修プログラムでも採用されています。

EQは次の5つの要素――**自己認識力、自己抑制力、動機づけ、共感力、社会対応力**で構成されるとしています。そのうちの一つ、「共感力」は、個人やチームのパフォーマンスを支える、重要な能力です。相手が何を求めているか、どんなことで困っているかに気づく力は、仕事をする上で必須の能力であり、どんな組織にも必要とされます。

この共感力は、特にホスピタリティ産業（旅行業、医療や福祉など）で特別に重要な位置づけをもっています。なぜなら、相手の気持ちをくんだサービスは商品でもあるからです。

「共感力」は、自身の感情に対する高感度の気づきがベースになっています。さらに、ホスピタリティ産業は、「頭脳労働」「肉体労働」に対する「感情労働」として、働く人自身の感情コントロールが強く求められる業界です。感情調整能力はマインドフルネスの効果としても科学的に裏付けられていますし、またマインドフルネスによる自己理解力の向上は、共感能力の向上に必要な技術です。

医療、福祉、サービス業での研修ニーズが増えている

カバットジンのマインドフルネス・ストレス低減法は、医療従事者の教育に利用されています。医療はホスピタリティ産業の一つです。高いEQが求められ、感情労働から来る燃え尽きのリスクの高い職場といえます。

ホスピタリティ産業の従事者の継続的な業務遂行を支え、感情労働から来る燃え尽きを防止するために、福祉やサービス業でマインドフルネスを研修として取り入れたいという要望が増えてきました。もちろん、たった1回きりの研修では効果が見えにくく、自宅での継続的なトレーニングが必要ではありますが、特別なコストがかからず、**負担の少ない、科学で効果が示されている研修**として、これからもさらに期待が寄せられることでしょう。

マインドフルネス瞑想の副作用

マインドフルネス瞑想は、ストレスを低減するだけでなく、注意機能や感情調整力を高め、起きている体験に変化をもたらす、ということを説明してきました。また、自己理解を促し、ＥＱを育て、パフォーマンスやよりよい環境づくりにも影響を与えます。

それでは、マインドフルネス瞑想に、否定的な側面はないのでしょうか。

厚生労働省は、「『統合医療』情報発信等推進事業」として、統合医療の情報発信サイトを公表しています。ここで、マインドフルネスは扱われていませんが、瞑想（Meditation）として、米国国立補完統合衛生センター（National center for complementary and integrative health：ＮＣＣＩＨ）による情報を訳したものを掲載しています。[22] このページの「瞑想の安全性と副作用の科学的根拠」の項には、瞑想は一般的に健康な人にとっては安全であること、心理的問題を抱えている人が瞑想により症状が悪化する場合があるという報告はほとんどないことが記載されています。

ただし、注意事項として「通常医療の治療の代わりに瞑想を利用する、または病的疾患について**医療機関を受診することを先送りにするため**に、瞑想を利用しないでください」と明記されています。これは、例えば、がんなどの疾患に罹患した際、適切な医療を受ける機会が失われることを危惧するものです。これも一つの副作用といえるのかもしれません。

幻覚妄想または躁状態の出現

瞑想による否定的な影響、副作用的な症状の出現がその発展の歴史の中で全く知られていないわけではありません。修行で行われる座禅の中で、幻覚妄想状態が出現することは、**禅病**（Zen sickness）として知られています[23]。また、3日間の瞑想合宿に参加し精神的な変調が自覚され、その後入院治療が必要な精神病状態に陥ったり、躁状態が見られて治療が必要な状況になったりすることもあるようです。また、マインドフルネス瞑想のワークショップにおいて、自分がまるで他の人のように感じられるような体験や、パニック、身体的な揺れや頭痛、社会からの疎外感が引き起こされたという報告も上げられています。(24)

◯現実の人生を主体的に生きる術

精神的変調に至らないまでも、批判的思考を避けるようになったり、問題を全て受け入れることで現実に起きている問題への対処行動がとれなかったり、リーダーや指導者の教えを全て鵜呑みにして、自分の人生をクリエイトするどころか、人生の主導権を他者に委ねるようになるなど、人生の質やパフォーマンスの観点での否定的な影響も見られるようです。

自我機能が弱い人や、精神疾患を抱える人はもちろんのこと、特に健康上の問題を感じていない人でも、このリスクがあることを知っておくことは大切です。

マインドフルネス瞑想の副作用というべき否定的な側面は、過度なマインドフルネス瞑想への依存や、指導者の資質の問題から生じているようです。

瞑想を強制されたり、生活の大半を瞑想に費やしたり、日常と離れた環境で四六時中瞑想に没頭するなどのような、過度なマインドフルネス瞑想でなければ、マインドフルネス瞑想は副作用の報告の少ないアプローチです。特に、「いまこの瞬間」を丁寧に感じる、その瞬間、瞬間を味わうマインドフルネスは短時間ですし、起きる副作用はほとんどないと思われます。本格的なマインドフルネス瞑想に取り組んでみたい方は、マインドフルネスの技術だけでなく、マインドフルネス瞑想の概念やその可能性と危険性を理解し、人の心身について一定の知識のある指導者のもと、実践し、練習をされることをお勧めします。

すぐに得られるような結果を求めたり、過度に依存したりすることのないマインドフルネスは、現実の人生を、主体的に生きることをサポートする、着実な方法といえるでしょう。

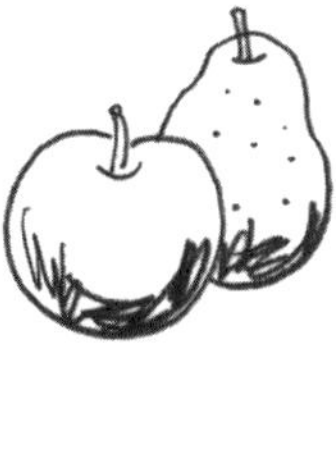

意識して利用したい「呼吸」

ここに「在る」、私たちが、あり（being）ながら、している（doing）こと。それが、呼吸です。

普段、私たちは意識せずに呼吸を営んでいます。一方で、「吐く、吸う」を意識的に制御することもできます。

通常、心の状態や状況、環境に応じて、身体は調節され、常に一定の状態を保っています。これは、ホメオスタシスといい、心臓を拍動させ、末梢血管の内腔を調節し、体温や発汗などを制御しています。通常これらは意識外のところで行われており、意識的に制御することはできません。ですが、呼吸は、意識的に関わって制御することができるのです。

呼吸は、道具も、特別な準備も必要なく、あなたの心と身体にはたらきかけることができます。このことをよく知る人たちは、呼吸を大切にしています。メンタルヘルスや心身のコンディショニングにと、うまく利用しています。

意識的な呼吸は心の安定をもたらす

呼吸をコントロールしているのは、脳の深部にある脳幹、特に延髄を中心とした部分です。ここは運動のほか、覚醒状態、痛みなどの刺激、さらには気分や情動などの影響を受ける場所でもあります。

運動をすると血中の酸素量が減り、二酸化炭素量が増えます。そこで外部から酸素を摂取し、二酸化炭素を排出する必要性が増してきます。自律神経のコントロールにより、呼吸運動を調整します。では、精神的にストレスを感じる時には、呼吸はどのように変化をするのでしょうか。ストレスをもたらすもの、ストレッサーの種類により、呼吸数や1回の呼吸における換気量は多様に変化しますが、**呼吸数を上げるか、換気量を増やすかして、時間あたりのトータルの換気量を増やします。**[25] 痛みがある時、特に急性の痛みがある時にも同様にして呼吸を調整します。[26]

呼吸法のエッセンスは「まず吐く。そして鼻呼吸」

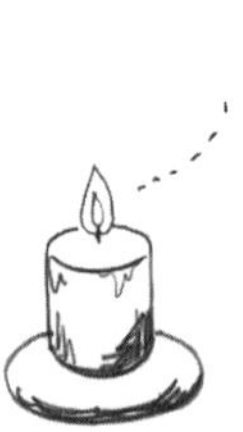

意識せずに行なっている呼吸を、意識的に制御することが「呼吸法」です。呼吸法は古くから伝統医療や宗教儀式にて、治療や健康維持、啓示を受ける目的などに利用され、現在まで科学的にもその効果が研究されています。様々にある呼吸法ですが、重要な点は二つあります。

呼吸法のエッセンス

① まず吐く。
② そして、鼻で吸う。

呼吸は、吐くことからスタートします。吐ききったことで入れ替わりに身体に入る空気が「吸う」として表現され、この時に「鼻」を通路として使います。

鼻は、空気中のチリや雑菌を鼻毛や鼻粘膜で防御し、身体にとって負担のない状態に空気を加湿、加温し調整します。人は口で息を吸うことも可能な身体構造ですが、口は食べ物を摂取し、消化するための器官です。鼻にあるような、空気に対する防御機能がありません。ですから、機能性の観点からも、口呼吸は望ましいものではないといえるでしょう。最近は、口呼吸を改善することを目的にした商品も販売されています。

鼻は、呼吸の通路であると同時に、嗅覚器でもあります。運動などしていない時、一般に呼吸は成人で1分間に12～20回程行われます。その度に鼻に空気が通過し、空気中に揮発している匂い物質は自然と鼻に入ります。**生きるために、必ず空気が鼻を通る以上、否応なく知覚される感覚。それが嗅覚**です。

◎不安がある時は、息を長く吐く

意識しなくても、身体は呼吸を自律的にコントロールしています。しかし、心臓の拍動が高まり、息苦しさや、不安を感じる時は、意識して長い時間をかけて息を吐き、ゆったりと大きめの呼吸をしましょう。

これは、息を吐いている時に、心臓の拍動の高まりが制御される自律神経がはたらくこと[27]、呼吸を意識的にコントロールすることは、息苦しさの感覚を軽減することが理由です[28]。

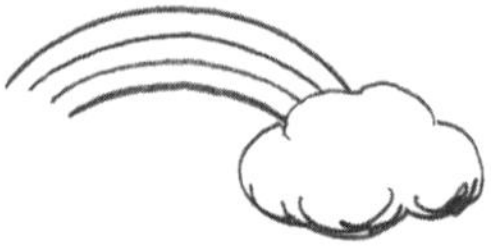

◯腹式呼吸法はリラックスの王道

呼吸法は古くから伝統医療で用いられ、科学的な研究も進められています。研究では比較対象を統制するために、実験の条件設定は細かく定められ、条件によっては異なる結果になることが十分にあります。そのため、呼吸法によっては一定の見解までには至っていないものが多くあります。

腹式呼吸法によるリラクセーション効果は、多くの生理指標を利用した研究から有効性が示されています。腹式呼吸法は横隔膜を引き上げながら、お腹をへこますことで息を吐きます。横隔膜が弛緩し、空気が肺に入ることで吸気が得られます。

カウンセリングでは、クライアントにリラクセーションを誘導する場面が頻繁にあります。それは、身体的に安全を感じて、心がリラックスすることが、健康の維持と回復、社会的交流を促進するからです。生活の中で有効なリラクセーションスキルを身につけることが必要な時、内省状態をつくる時、イメージを想起する時、そして、ひどく興奮した状態にある時……。こんな時、何か特別な準備がなくても、リラックスした落ち着いた心を導き、脳の過活動を一旦休止にもたらすことができるものとして、腹式呼吸法は有効です。

しかし、**腹式呼吸法を少し難しいと感じる方もいるようです。**「横隔膜を意識して……」とお伝えすると、この言葉自体に緊張をする方もいらっしゃいます。そうした方には「香りをお腹に蓄えて」「香りをお腹で感じて」の方がイメージしやすいようです。香りを頼りに、お腹を膨らませます。

呼吸でコミュニケーションが変わる

「香りマインドフルネス」では、意識的に息を吐ききり、香りをお腹に送り届けます。意識的に吐くことにより、呼吸が深まります。すると、身体感覚が求心性の神経を通じて脳に伝わります。リラックスした安らぎの感情が形成され、「ここは安全だ」と認識されます。

また、呼吸に伴う、筋肉の動きは、**非言語メッセージ**をもたらします。深い呼吸によって導かれる「私はあなたといて、リラックスしています」というメッセージは他者に伝わります。受け取った相手は、あなたを安全な存在として知覚し、互いの接近と交流を許可します。そして同様の身体反応を示します。「私もあなたといて、リラックスしています」。

これが、あなたに返ってきて、安心感をもたらします。さらに、相手も、求心性の神経を通じて身体感覚が脳に伝わり、「リラックスしていて、心地よい」という認識が形成されます。

こうして、**呼吸が深まることで、両者の間に、心地よく安全な、好感が交換される場が形成されます**。もちろん、状況には多様な要因が影響しますので、この限りではない時もあるでしょう。しかし、あなたが意識的に深い呼吸をすることで、相手にも自分にも受容的で穏やかな場が形成され、社会的な交流が促されることは、生理学から示されています。

COLUMN 6

良い香りに出会う～自然の香りと人工の香り

自然欠乏症候群（Nature-deficit disorder）という言葉を聞いたことはあるでしょうか。2005年、アメリカのジャーナリスト、リチャード・ルーブは、自然に触れる時間の少ない都市型生活が子どもの心身の不調や発達の問題などを引き起こしているとして、この言葉を紹介し、自然に触れる時間の重要性を提唱しました。(1)

私たちの生活はどうでしょう。空調管理された部屋で過ごし、舗装された道を歩いて、スマートフォンをいじりながら食事をする。このような都市型生活には、自然の匂いを感じる瞬間はほとんどありません。匂いといえば、香水や、石鹸、洗剤や柔軟剤など合成香料のものを想像される人もいるでしょう。

化学的には、合成香料も自然香料も同じ構造の物質です。合成だから身体に悪く、自然だから安全ということはありません。しかし、その濃度や配合比率により、合成香料が強く感じられることはあるのかもしれません。また、検出限界以下の微量成分が自然の奥深く立体的な香りをつくり出している可能性もあるでしょう。

「香りマインドフルネス」によって香り体験が増えてくると、接する香りによる身体変化の違いをとらえるようになります。

「自然の中の香りを意識するようになり、強い匂いが受け付けなくなった」

「出汁や素材の香りが感じられるようになって、食事の味付けが薄くなった」

このように、匂いの感度に変化が見られる方は少なくありません。

一方で、ワークショップなどで、「どちらの香りが合成で、どちらの香りが天然か」を問うと、たとえ参加者が香りに親しんできている人であっても、正答率が高くないという現象に出会います。

「こちらの方が良い匂いだから、天然だと思った」と驚き、正答が出せなかったことの理由を探されます。**「人は『良い香り』と思った**

方を、**『自然の香り』と答える傾向がある**」という研究もあります。[2]

香り体験が増えると、嗅覚は鋭敏になります。マインドフルネスにより、ほのかな香りでも身体の感覚変化が知覚されやすくなります。このプロセスから、強い香りよりも弱い香りを好むようになりますが、必ずしも自然の香りを好むわけではないのかもしれません。

匂いの嗜好研究に示されるように、胎児期からの匂い学習によっては、人工の香りを良い匂いととらえ、自然の香りの方が良い香りであるという先入観によって、人工の香りと自然の香りの識別を困難にするのでしょう。

香りで心地よさを感じる上で、強すぎないことはとても重要です。強すぎる香りは気分を悪化させます。身体に否定的な情動的記憶を刻む、暴力です。

香りは強いものばかりではありません。少し、嗅覚を意識して生活をすると、周囲には穏やかな芳香があふれていることに気づくでしょう。

5章のまとめ

マインドフルネスは、

「判断を加えない」

「現在の瞬間に中心を置く」

意識のあり方であり、時間である。

マインドフルネス瞑想は、
生理学や脳科学から研究され、
効果が示されている。
健康や生活の質の向上だけではなく、
人間の器の成長や対人関係能力、
パフォーマンスの向上が期待され、
多様な現場での研修に用いられている。

呼吸は「匂い」の通路となり、
身体と心、コミュニケーションに作用する。

第6章

AROMA&
MIND
FULNESS

効果を上げるコツと習慣

～すぐにできる10の実践法

「香りマインドフルネス」で過ごす7つの習慣

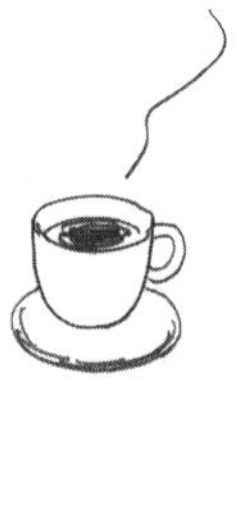

「香りマインドフルネス」は、とても簡単でシンプルです。しかし、中には気分の変化を感じられなかったという方もいるかもしれません。

私たちは、五感の使い方に慣れています。慣れ親しんだものこそ、新しいことを習得しようとすると少し時間がかかることがあります。「香りマインドフルネス」は慣れ親しんだ嗅覚についての、新しい意識の使い方です。少し練習が必要です。続けていると嗅覚に対する意識の使い方や感度が磨かれ、香りを自由に感じる心と身体が養われます。

この章では「香りマインドフルネス」と「香りマインドフルネス瞑想」を、生活に無理なく、効果的に取り入れる7つの実践例を紹介します。また、うまくいかない時のために、少し工夫が必要な3つの例を紹介します。さらに、気分を変えるための香り、自分にあった心地よい香りを探すプロセスを章の最後に提案します。

さぁ、次の7つの習慣から、香りを感じてみましょう。全部行うのは大変だと思ったら、どれか一つ、あなたにとってやりやすいものからはじめてみてくださ い。一つでも**1日の習慣**としてうまく取り入れることができれば、香りの心身へのはたらきを実感できるようになるでしょう。

紹介するのは、いずれも実践例です。生活にあった形や、あなたの好みに応じて、どんどんアレンジしてください。今日の習慣が、これからのあなた自身をつくります。あなたの脳も生活も、本来はとても柔軟で育むことが可能なのですから。

習慣1 【起床時に】精油の香りでスッキリ目覚める

眠りから目覚めるとともに、身体が軽く感じられる。1日のスタートがこんな風にはじまれば、良いとは思いませんか。

腕を伸ばして手が届くところに、香りを置いて眠ります。簡単な動作で、すぐに香りを感じることができるものが向いています。例えばアロマセラピーで用いられる精油は蓋を開ければ植物の香りが漂います。瓶を鼻から離した場所に保てば香りの強さを調整することもできます。**ペパーミントやローズマリー、レモンなどスッキリ**と感じられる香りが良いでしょう。

それでも精油の香りが強すぎると感じるようなら、天然の香りがブレンドされた市販のリフレッシュスプレーも気軽に使えて安心です。あるいは、育てたハーブの葉、ミントやローズマリーの葉などをビニール袋に入れてベッドサイドにおいて寝てもいいでしょう。

朝起きたら、寝ぼけながらで構いません。香りを手にしてみてください。「香りマインドフルネス」で、香りをお腹で感じます。1呼吸でも良いでしょう。3呼吸であっても、時間は数十秒です。呼吸とともに身体を感じると、「身体をゆすりたい」「動かしたい」「大きく伸びをしたい」と感じることもあります。身体の内からの要請に応じて、欲求のおもむくままに身体をゆさぶり、動かしましょう。

習慣2 【朝の10分】「香りマインドフルネス瞑想」を行おう

雑念が少ない朝の時間は、マインドフルネス瞑想に適した時間です。床の安定を感じながら、静かに座る時間は、これからはじまる1日に落ち着きをもたらします。朝の凛とした空気は新鮮な気分と、自己肯定感を促します。

心地よく感じられる香りを鼻で感じましょう。人によっては朝は嗅覚が鋭敏です。香りが強く感じられるかもしれません。**強い香りは避けます。**お湯を注いだ茶葉や柑橘の皮の香りは、ほのかな香りです。程よく感じられる場所に、香りを置きましょう。

あぐらをかいた姿勢で床に座ります。足がきつい人は椅子など利用しても良いです。自然に背筋が伸びる姿勢を保ちます。「香りマインドフルネス」を行いましょう。**そのまま鼻呼吸を続け、「香りマインドフルネス瞑想」に移行します。**

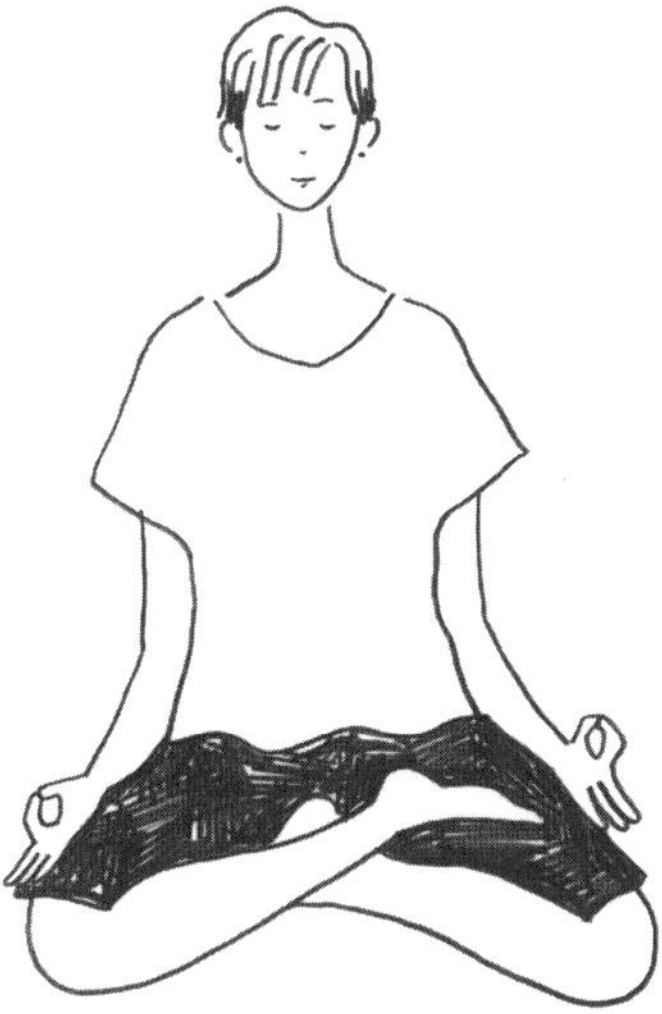

習慣3 【仕事をはじめる時に】温かい飲み物を淹れよう

さて、仕事をはじめましょう。自宅で仕事をする人の中には、オンオフの切り替えがうまくいかず、なかなかやる気にならないと悩む方もいます。また、電車で通勤する方は、電車が遅延したり、混んでいる車内で入り口に立ったまま、なかなか場所を空けてくれない人がいたりして、苛立ちを感じることもあるでしょう。電車を使わず、自転車や自家用車で通勤する人も、往来する交通の中で瞬時の判断が求められ、知らないうちに緊張が強いられています。

あなたは**その気分のまま、仕事に取りかかりますか？**

そのままの気分でメールを読めば、相手の心情を誤解するかもしれません。このままの気分で仕事に着手すれば、重要な情報をとりこぼすこともあるでしょう。

相手や情報を自分の気分で判断することがないように、良い状態でパフォーマンスできるよう、**仕事をはじめる前には温かい飲み物で気分をリセット**することを毎日の習慣にしましょう。

温かい飲み物は、香りが立ちます。アイスコーヒーではなく、淹れたてのコーヒー、ペットボトルのお茶ではなく、温かいお茶を注ぎます。

顔にあたる蒸気を感じながら、鼻から入る香りで、「香りマインドフルネス」を数呼吸行います。さらには、飲み物を口に含み、口を閉じて鼻からそっと息を抜くと、香りが口中で立ち上ります。鼻からの香りも、口中の香りも、お腹で感じます。**「香りマインドフルネス」で、その一杯を楽しみましょう。**

習慣4 【トラブルが起きそうな時に】手首をそっと鼻下にもっていこう

あなたは、人と話をしています。だんだんと議論が白熱してきました。自分の意見が理解されず、一方的に否定されれば、当然冷静さを欠いてきます。相手の緊迫した状況にあなたも興奮してきました。心拍数も上がってきます。

ストレスは、身体に反応を引き起こし、視野を狭めます。狭まった視野では、議論は一方的になるばかりです。ですが、少し落ち着くだけでも、あなたの視野は広がり、問題点が見えてきます。何が争点なのか、どんな問題のすり替えが起きているのか。俯瞰的に現象が見えてくれば、プラスの提案もできるかもしれません。

興奮してきたら、そっと手首を鼻先にもっていきましょう。縄張り本能を考えれば、手首の匂いは、完全なる味方の香り、安心する匂いの一つです。一呼吸、鼻から吐きましょう。手首の香りをお腹で感じて、「香りマインドフルネス」を3呼吸します。**瞬時に冷静さを取り戻す必要がある時は、素早く息を吐ききります。**大きく1呼吸でも構いません。鼻から入る香りをお腹で感じましょう。

これは「アンガーマネジメント」と呼ばれる、怒りの感情と付き合う技術の一つです。昨今、こうした技術へのニーズが高まっています。

アンガーマネジメントに「香りマインドフルネス」を利用することは、生理学的にも理にかなった方法です。怒りの感情が湧いた瞬間に、香りをお腹で丁寧に感じましょう。

習慣5 【食事時に】食の香りを楽しもう

食事の香りは、日常で自然を感じられる最も身近な香りの一つです。

ランチの時間に、パソコンの画面の前で作業をしながら、あるいはスマートフォンをチェックしながら食べている、ということはありませんか。このようなランチに、食事の喜びは感じられますか。

ランチタイムには、**話や作業を中断して、食の香りを感じましょう。**もし難しければ、1分だけでも、30秒でも。

お味噌汁や焼き魚、小鉢の野菜や日本茶、ほうじ茶の香りなど、鼻腔に入ってくる香りを感じます。一口含んで、口の中に広がる感覚を楽しみましょう。香りや風味、歯ごたえ、喉越し、その全てがあなたに気分をもたらします。食と飲み物の香りに調和を感じ、香りを楽しみましょう。気分に合わせて、飲み物と食を選びましょう。

習慣6 【入浴時に】お風呂の湯気に包まれ、香りを感じよう

入浴は日本人の生活に組み込まれたリラクセーションタイムです。できれば浴槽に浸かって疲れを癒やし、汚れを落として、清浄な気分でリセットしましょう。

浴槽に香りのする植物の葉、柑橘の皮、果物を入れれば、季節の薬草風呂です。100円ショップなどで売られている、キッチン用の網状のネットに植物を入れ、口をゴムで縛ります。これを、お風呂にポンと入れるだけ。数時間入れて、中身

がしなってきたら袋ごと廃棄しましょう。

温かいお湯に入り、一呼吸吐きます。背中が丸く、身体が沈む感じを味わいます。吐ききった時に鼻から入る香りを、身体中に届けましょう。肩が緩み、胸が開いて、身体が浮くのを感じます。香りを感じながら、浮遊感に身を委ねます。

日本には、浴槽にヒノキを利用したり、お湯に季節の植物や果物——菖蒲の葉や柚子を浮かべたりして、入浴時に香りを楽しんできた文化があります。入浴時に香りを楽しむことは、あまり抵抗がない習慣でしょう。他の方法は難しいけれど、これならば手軽という声も聞かれます。

一方で、最近は、湯船につかる習慣は減ってきているようです。自分はお風呂で

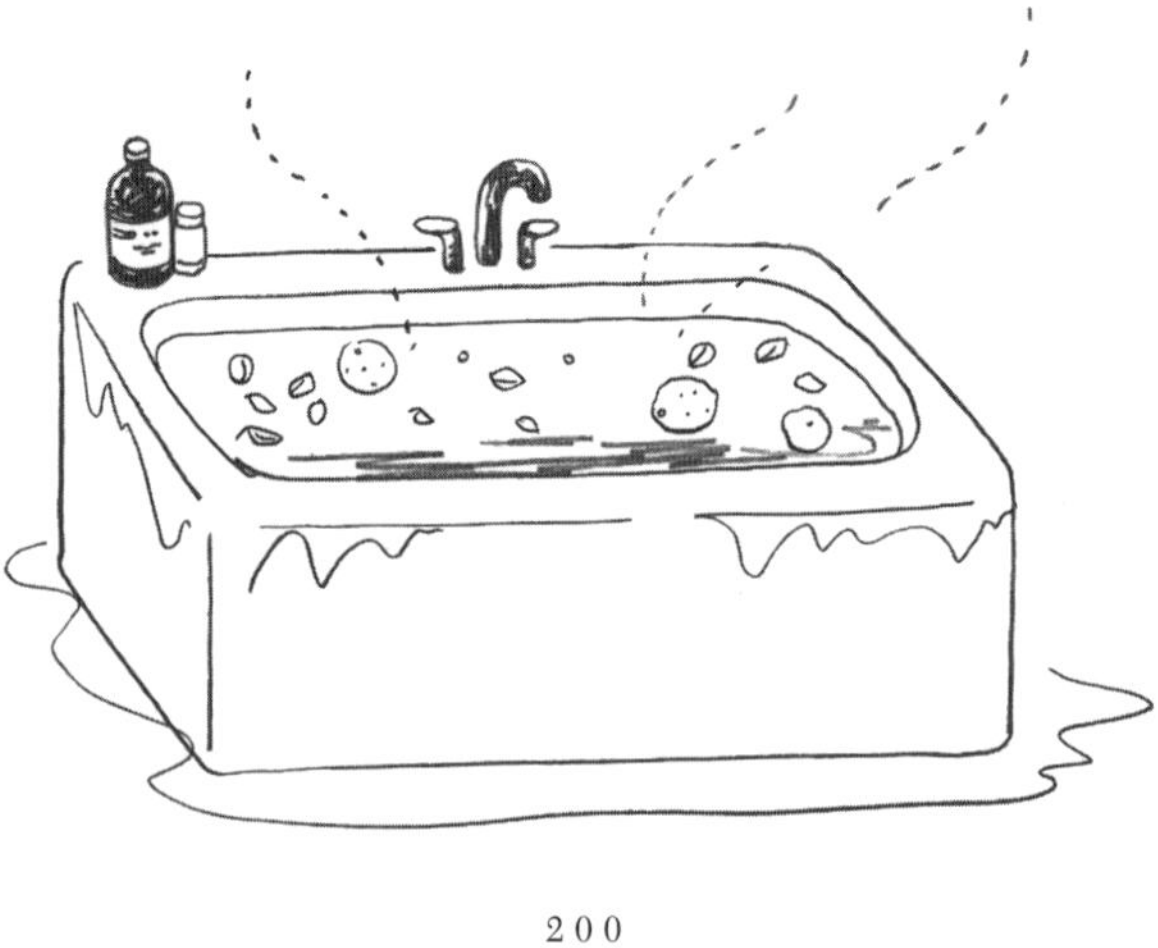

香りを楽しみたいけれど、家族が好まないという人もいるでしょう。朝にシャワーだけで済ます場合や浴槽に香りを入れたくない場合は、お湯を洗面器にためて、そこに香りがする植物を入れます。

もっと手軽にという場合は、石鹸やシャンプーの香りを感じます。心地よい香りのシャンプーで頭を洗えば、頭皮マッサージの心地よさも加わって、短時間でも気分が変わる極上のリラクセーションタイムになります。一呼吸。息を吐いたら、香りをお腹で、身体で感じましょう。

「香りマインドフルネス」による入浴は、温浴の効果も手伝って、心が落ち着き、身体が緩みます。そのまま布団に入れば、体温が下がって自然に眠りが訪れます。この入浴を、就寝前の習慣にすれば、入浴の香りは眠りを告げる「匂いサイン」になります。匂いが合図となって、心身の反応を、良い眠りを促します。

習慣7 【就寝時に】横になって「香りマインドフルネス」

眠る前の過ごし方は、眠りの質に直接影響します。良質な睡眠は、健やかな生活に欠かせません。眠る直前まで、スマートフォンや動画を楽しんでいるという話も聞きますが、睡眠の質を考えるとあまり良い習慣ではありません。

睡眠は、日中のあなたの気分に影響を与えます。ニュートラルな気分の状態を良いものに保つためにも、睡眠はとても重要です。

何らかの事情で、少し眠りにつきにくいなという時もあるかもしれません。焦らずに、**横になったまま、「香りマインドフルネス」を行いましょう。**

呼吸が深まり、落ち着くと感じられる香りを選びます。香りがするヒノキや杉の樹木片は、ウッドチップとして手に入ります。心地よく感じられる人は、入浴後の身体に残った石鹸やシャンプーの香り、乳液や手につけたハンドクリームの香りでも構いません。精油を使用する場合は、ティッシュに1滴つけて胸元に置きます。アロマセラピーで利用するキャンドル式の芳香拡散器など、火気の利用は避けましょう。

一呼吸吐き、鼻から入る香りを感じます。香りをお腹で感じます。鼻呼吸を続けます。横になっている身体の隅々に香りが届いていくのを感じましょう。

香りで気分を切り替えるのに工夫が必要な3つのシーン

気分を変えたいと思って香りを使う時、「気分を変えよう」と思わないでください。考えないようにしようとするほど、そのことを考えてしまいます。ただ、香りを感じるようにしましょう。香りを鼻先から腹部に届け、身体全体で感じます。それでも、どうしても気分が切り替わらない時もあります。

シーン1 どうしても気分が落ち込む時

どうもやる気が出ない。仕事に取りかかれない。自分のやったことについて、あれで良かったのかと気にかかる。あの人の発言の意図が気になって仕方がない。日々は楽しいことばかりではありません。どんな人でも気分が落ち込むことはあります。「香りマインドフルネス」を試してみても、繰り返し湧いてくる想いに気分が元に戻ってしまう、そんな時もあるでしょう。

そんな時は、**あなたが抱いている感情に、居場所を与え、気づきや学びにつなげましょう**。すぐでなくて構いません。「取りかかれるな」と思ったタイミングで十分です。できれば、スマートフォンやパソコンなどのデジタル機器ではなく、紙と鉛筆、クレヨン、ペン、そして身近にある好きな香りを用意します。

まず、その時の気分に合う、心地よい香りを鼻先に携え、「香りマインドフルネス」を行います。続けて、自分の中で「しこり」となっている気分を受け取ります。自分の心の内面に湧いてきた言葉をそのまま受け取ります。考えるのではなく、反省するのでもなく、ツラツラと、自動書記のようにただ言葉を書き出します。

「こんなことを考えてはいけない」などの評価や判断は一切いりません。自分の思考や感情を、ただ受け取ります。10分ぐらい書き出していると、気にかかっていたことについて、自分の中から「気づき」が訪れることがあります。「あー、そうか」と腑に落ち、自分の意外な強さや知らなかった側面に気づくことがあります。

これは、自分との対話であり、自分への理解を深める行いです。

自分の内面との対話を終えた時、あなたの気分はどう変化しているでしょうか。それでも落ち込みが激しかったり、気分がすぐれなかったりする状況が2週間以上続くようであれば、身体や心のSOS信号かもしれません。医療機関を受診しましょう。最近の心療内科は受診しやすいような工夫がされています。薬漬けになってしまうという先入観を抱き、恐怖感から受診を躊躇される方もいますが、信頼できる医療機関を探して、恐怖感も含め相談しましょう。医療機関はどうしても、という方は、地域の保健所や保健センター、信頼できる訓練を受けている心の専門家に相談しましょう。

シーン2 イライラする時

周囲の人に苛立ち、小さなことに腹が立って仕方がない。そんな自分に苛立つし、周囲が全く状況を理解していないことにも腹が立つ。そんな時もあります。働きすぎでお疲れなのかもしれません。ゆっくりする時間を大切にしましょう。目を閉じ、好きな香りをお腹で感じましょう。身体中に心地よさを感じましょう。できれば3分、難しければ数秒でも。評価はせずに、香りを身体で感じます。目を開け、気分が変化していることもあります。けれど、すぐにイライラ感が戻ってくるという時には工夫が必要です。

イライラ感は、睡眠不足や自律神経の乱れ、ホルモンバランスでも生じます。生活リズムを見直し、食事、睡眠、運動に気を配りましょう。必要に応じて、医療機関を利用しましょう。

イライラは、自分の本当の気持ちに蓋をしていたり、思っていることを我慢したりしている時にも生じます。気持ちから目をそらし、欲求に蓋をしようとすればイライラが続くでしょう。このような時、イライラする感情に居場所を与え、自分の本当の気持ちを知るだけで、苛立ちがおさまることがあります。

現実はあなたの気持ちのままに、変えられないことのほうが多いかもしれません。**変えられないことを受け入れる**ことも、あなたの選択であり、知恵です。この状況を受け入れる選択を誇りに思いましょう。いまの状況は、「だれかにさせられた」のではなく、**いま現在において、「自分が、自分にとって、最良の選択をした」**のです。

イライラする時は、シーン1と同様に、思いを書き出すことも良いですし、香り表現アートセラピー（スクイグル編）も良いでしょう。

より多様な方法を試したい方は、各種心理療法や心の専門家によるカウンセリングを試してみましょう。

シーン3 受け入れられない感情があふれる時

いつも明るく、楽しくいられればいいけれど、そういう時ばかりではありません。悲しみや怒りの感情を、むやみやたらにぶちまければ衝突が生じます。人に向ければ、暴力となり、ハラスメントなどの問題を生じることもあるでしょう。

ですから、これらの感情は、私たちの文化では、あまり肯定的にとらえられない側面があります。できれば否定的な感情を抱きたくないと思うのも当然でしょう。自身の中にある受け入れられない感情は、抑圧され、居場所を失いがちです。抑圧された感情は、エネルギーを蓄え、強大なパワーを抱きます。**感情を抑圧することは、心と身体に負担を強いる**のです。

しかし、一見否定的と思える感情にも、意味や役割があります。悲しみは、共感を養い、人格に幅と深みをもたらします。怒りは、自己理解を深めます。また、建設的に行動して自らはたらきかけ、変えていこうとする力の源にもなります。

カウンセリングをしていると、こういった否定的に思われがちな感情にも「意

味がある」ことを知ります。

受け入れることに勇気が必要な時は、自分が安心する香りの中で、この感情に居場所を与えましょう。静かで安心できる環境を確保します。

涙があふれる時には、どんどん涙を流しましょう。身体が震える時には、自分を自分で温かく抱きしめましょう。声が出る時には、声を出し、身体の内部を震わせましょう。

感情のダイナミックな動きが落ち着いた後は、少し眠たくなることもあります。静かに過ごしましょう。感情があふれてとまらない時や一人で受けとめることが怖い時、日常生活が脅かされる時は、心の専門家とともにワークを行いましょう。

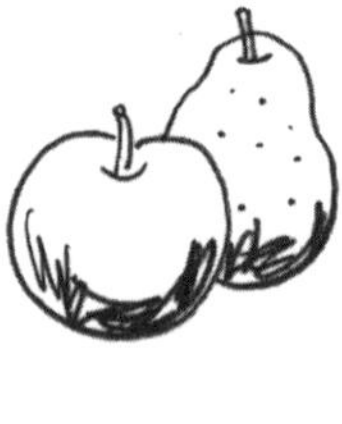

いまの自分に必要な「良い香り」を見つける

「香りマインドフルネス」では、生活上で身近にある匂いのうち、「自分が心地よい」と感じる香りを利用します。「心地よい香り」は、身体が緩み、胸のあたりが開くように感じられ、呼吸が容易に行えます。このような身体感覚が得られる香りを探しましょう。最初は、この身体感覚を感じ取ることが難しいかもしれません。その場合は、拒絶感の生じない、嫌いではない香りを利用します。

では、自分に合う香りは、どのように探したら良いでしょうか。

匂いに意識を向けながら、周囲を歩いてみましょう。食卓やキッチンは食の香りにあふれています。食材は旬のものを、飲み物は温かいものを選びましょう。鼻からは匂いとして、そして口から入った食品は風味として、香りを届けます。室内を見渡せば、ハンドクリームやキャンドル、お香や精油、化粧品や雑貨、石鹸やシャンプーも生活にある芳香です。

屋外に出ましょう。季節や生活、文化などを告げる香りを外気に感じることができます。手を伸ばしたところには、花や実、枝葉があります。樹皮や葉に鼻を寄せても匂いが立たない時にも、爪の先で少しこすってみると、芳香が感じられることがあります。屈んでみると、地面に近いところに土や枝葉、花の香りがあります。

匂いは順応します。順応とは、ある一定の時間、同じ匂いに接していると、匂いに慣れて、その匂いが感じられなくなる現象です。ですから、「匂いなどない」と思っていても、匂いはそこにあります。

周囲に良い香りがない時には、手首や肘の内側の匂いを試してみましょう。自

心地よい香り

身体が緩み
胸のあたりが開くように感じられ
呼吸が容易に行える香り

まずは、「香りマインドフルネス」で
心地よい香りを身体で感じとる
ことからはじめましょう

分の匂いを嗅いで「あー、いい匂い」と思う人は多くはないでしょうが、安心感が得られます。

このように「心地よい香り」から、身体感覚の変化や気分の変化が感じ取れるようになったら、気分を切り替えるための香りを選んでみましょう。

◎「いま自分が必要とする気分」に近づけるために香りを利用する

気分を切り替えるための香り選びには、二つのアプローチ方法があります。一つ目のアプローチは「いま自分が必要とする気分」に近づける香りを選択する方法です。

音楽の効果について考えてください。運動会やスポーツジムではアップテンポな激しい音楽が流れます。リズムが私たちの活動性を高める方向に導くからです。ホテルのラウンジでは穏やかな曲調の落ち着いた音楽が流れ、忙しく刻まれる日々の時の流れから解放され、リラックスした気分を誘います。

色はどうでしょう。少し疲れ気味だけどあえてテンションを上げたいという時には、原色の黄や赤色のネクタイや小物などを身につけて、気分を明るくしようとすることはありませんか。穏やかで優しい気分でいたい時には、落ち着いた茶や緑色の服装を自然に選んでいたりもします。

これらと同様のアプローチで香りを選び「香りマインドフルネス」を行います。例えば、「なんだかやる気が出ない」という時には、気分がリフレッシュして集中力が増すような、スッキリと感じる香りを利用しましょう。「興奮して落ち着かないな」という時には、気分が落ち着く香りを利用します。

香りの利用は、音楽や洋服の色より細かいシチュエーションに対応でき、オフィスでも手軽にできます。そして、なんといっても気分に瞬時にはたらきます。

◎「いまの気分に寄り添う」ために香りを利用する

「香りマインドフルネス」で気分を切り替えるのに、もう一つアプローチがあります。それは、いまの自分の気分を受けとめる、自分の気分に優しく寄り添うような香りを選ぶ方法です。

大事な人を失って悲しみにくれる時には、気分にあった曲調の音楽を聴いたり、泣ける映画作品に触れたりする方が落ち着く時もあります。そして、十分に悲しみを感じた後には、気分が自ずと変化してきていることに気づくことがあります。

同様に、**いまの気分と調子が合う香りを利用します。**

例えば、「なんだかやる気が出ない」などと停滞感がある時に、無理にスッキリさせようとせず、気分に同調するような、落ち着いてゆっくりできる香りを利用します。自分の感覚を否定せず、そのまま受け入れて、お腹に香りを届け、身体に拡がる感覚を丁寧に感じます。

先の「いま自分が必要とする気分」に近づける香りの利用で気分が変わらない時は、まだあなたは気分

「香りマインドフルネス」のアプローチ

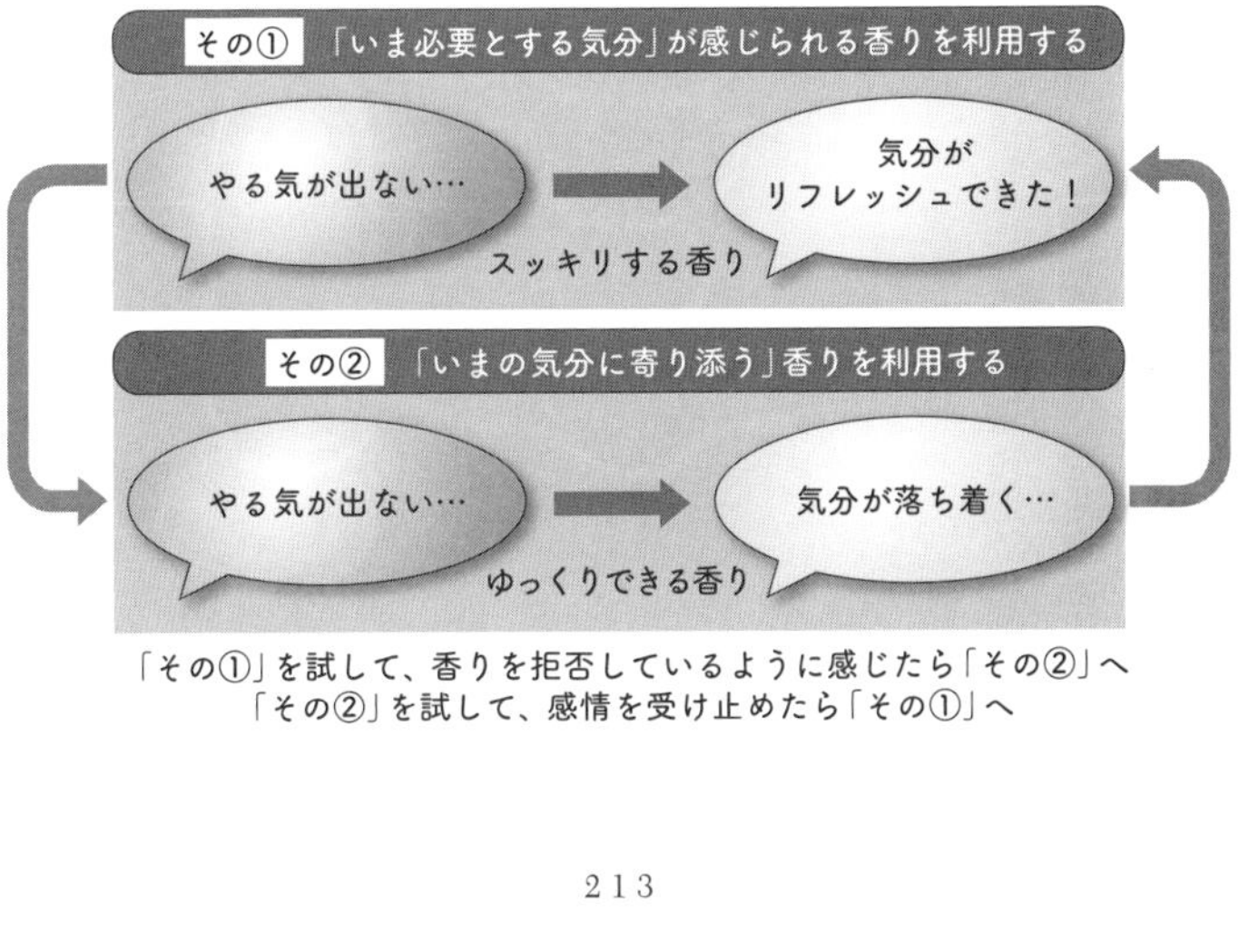

「その①」を試して、香りを拒否しているように感じたら「その②」へ
「その②」を試して、感情を受け止めたら「その①」へ

を変える準備ができていないのかもしれません。その時は、いまの気分を受けとめて、あなたの気分に寄り添ってみます。すると、先ほどまで「気分に合わない」と感じていた香りが、良い香りと感じる準備が整ってきます。十分に自分の気分を全うしたら「いま自分が必要とする気分」の香りで、気分を導いてみましょう。

◯気分を変える、良い香りの探し方のヒント

良い香りの探し方のヒントとして、次の表をまとめました。これは、朝や寝る前など生活のタイミング別に、それぞれ適切な気分を導く香りの提案です。私自身の個人的な経験と実践、条件の異なる研究から得られたものです。

個人差は当然ありますし、いまこの瞬間に、気分も、その気分を導く良い香りも、変化します。ですから、この提案にとらわれる必要はありません。あくまでヒントです。

生活のタイミング別「オススメの香り」

タイミング	気分	オススメの生活の香り	オススメの精油
朝	安定感のある楽しさ	外気 朝食の香り	ハッカやレモン
仕事をはじめる	落ち着きと明晰	コーヒー	杉やモミ
仕事中のリフレッシュ	短時間の休憩と集中の回復	温かいお茶	ローズマリー
仕事を終えて	スッキリした解放感	外気	オレンジ
家に帰って	やわらかな開放	夕食の香り	柚子
入浴	深いリラックス	石鹸やシャンプー	ヒノキ
眠る前に	幸福な安らぎ	ハンドクリームやスキンケア	バラや白檀、ラベンダー

これにとらわれず、いろんな香りを試して、自分の心地よい香りとの出会いを楽しみ、自分の感覚を尊重しましょう。

私はクライアントに対して、「香りカレンダー」として**カレンダーにその日の天候と睡眠時間、今日の気分、体調を記し、そこに毎日の香りの嗜好や「香りマインドフルネス」で得られた反応をメモ**することをお勧めしています。自身のバイオリズムや「香りマインドフルネス」の効果などを知ることにもなり、自分にあった心身のコンディショニング方法を確立するためにも有効な情報となります。

　また、生活の香りが意識されるようになったら、出会う

香りマトリックス図：気分

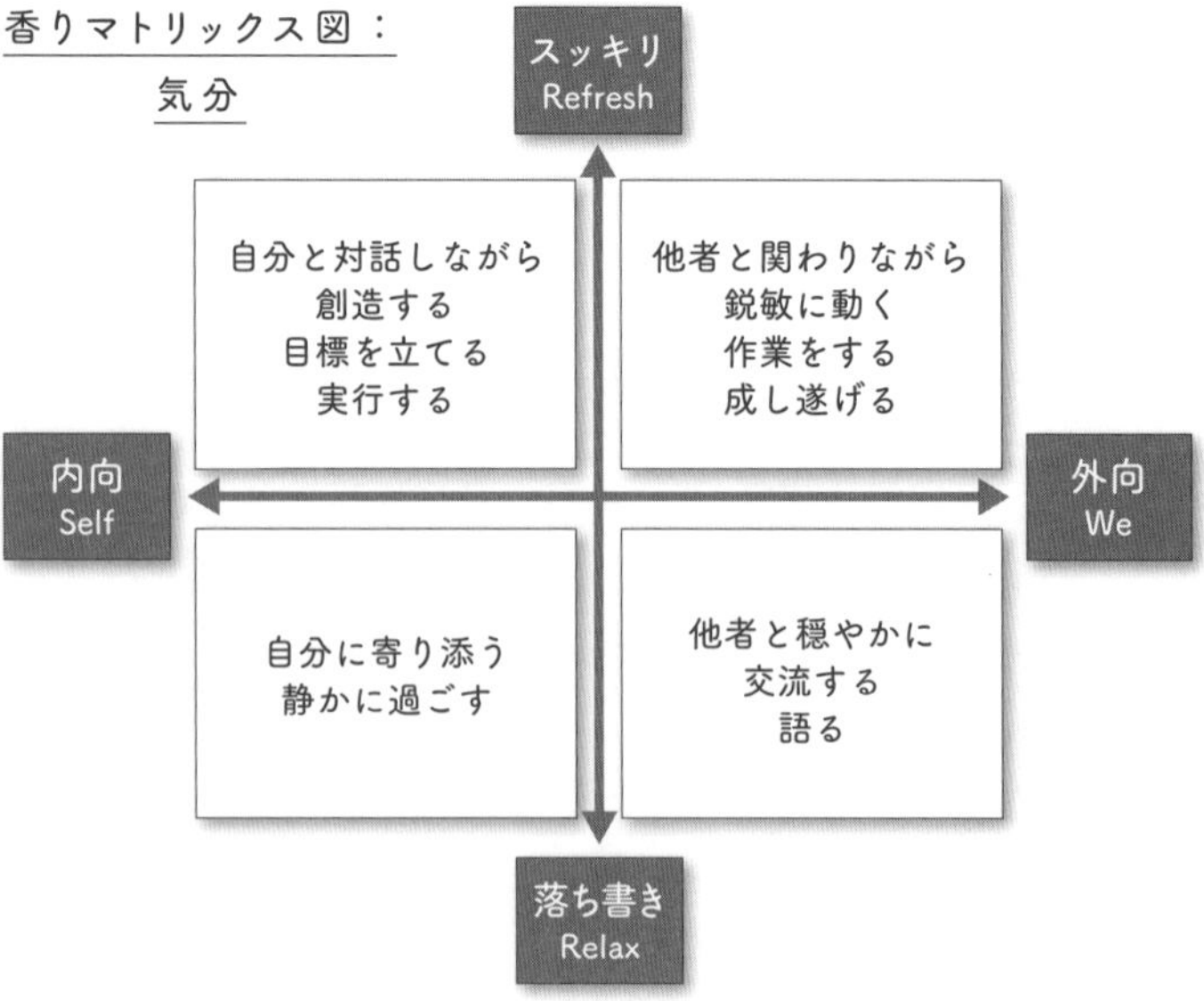

香りが自分の気分にどうはたらくかを四象限で表す、香りマトリックス図を作成してみるのも良いでしょう。「いま自分が必要としている気分を導く良い香り」がわかりやすくなります。また、他の人と見せ合って、香りの反応の共通性や違いからエピソードを共有したり、人の多様性を分かち合ったりする機会にもなります。

ここに紹介するマトリックス図は、1日の生活で求められる気分を枠組みにした、著者の香りの反応を示す四象限

香りマトリックス図：
香り

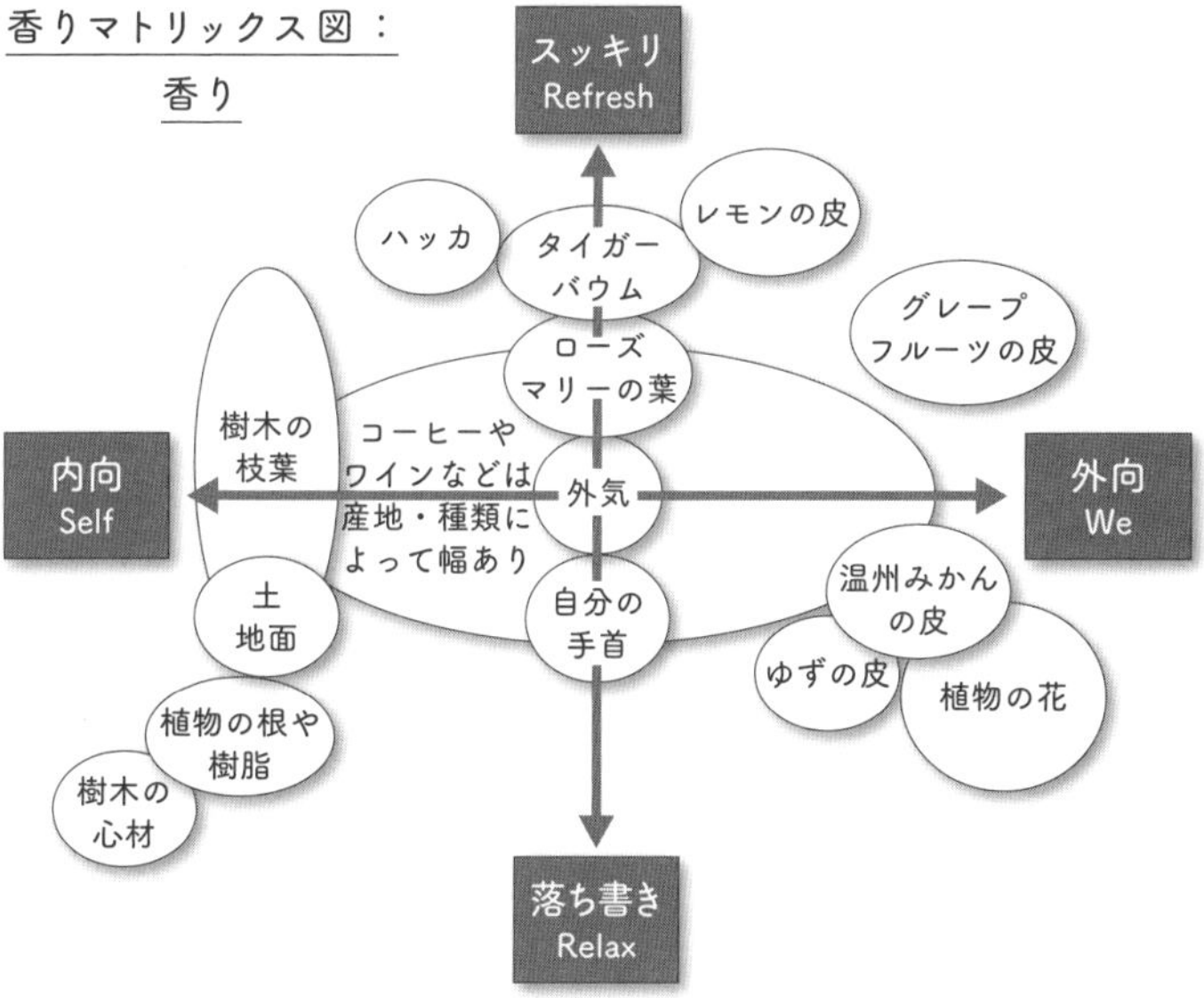

です。これも、絶対の枠組みや反応ではありません。自分の生活スタイルや求める気分にあった枠組みで、生活の中にある自分が接する香りで、自由につくってみてください。香りはとらえどころがなく、表現する言葉にも特別なルールはありません。自由に、自分の思うままに創造し、楽しみ、表現しましょう。

6章のまとめ

「香りマインドフルネス」を
1日の7つの習慣に取り入れよう。
【起床時に】【朝の10分】【仕事をはじめる時に】
【トラブルが起きそうな時に】【食事時に】
【入浴時に】【就寝時に】

「香りマインドフルネス」に慣れてきたら、
「いま自分が必要とする気分」か
「気分に寄り添う」の二つのアプローチで、
気分を変える香りを選ぼう。

周囲にある香りを「香りマインドフルネス」で
感じ、気分を変える香りを探してみよう。
・カレンダーに得られた反応をメモする
・香りマトリックス図を作成する

参照資料

第2章

（１）総務省統計局　労働力調査平成30年平均結果の要約
（https://www.stat.go.jp/data/roudou/sokuhou/nen/ft/pdf/index1.pdf）

第3章

（１）Baron, R. A. (1997). The Sweet Smell of... Helping: Effects of Pleasant Ambient Fragrance on Prosocial Behavior in Shopping Malls. *Personality and Social Psychology Bulletin*, 23(5), 498–503.
（２）Sedikides, C. (1992). Mood as a determinant of attentional focus. *Cognition & Emotion*, 6(2), 129-148.
（３）Jellinek, J. S. (1994). Odours and perfumes as a system of signs. Perfumes. 51-60, Springer, Dordrecht.
（４）Ackerl, K., Atzmueller, M., & Grammer, K. (2002). The scent of fear. *Neuroendocrinology Letters*, 23(2), 79-84.
（５）株式会社資生堂.（2018）. ニュースリリース.（https://www.shiseidogroup.jp/news/detail.html?n=00000000002513）
（６）Siniscalchi, M., d᾽ Ingeo, S., & Quaranta, A. (2016). The dog nose “KNOWS” fear: Asymmetric nostril use during sniffing at canine and human emotional stimuli. *Behavioural brain research*, 304, 34-41.
（７）國永麻衣子，神保太樹，鳥居伸一郎.（2019）. スポーツ領域に芳香療法を用いたアロマセラピー導入の一事例. *Aromatopia:the journal of aromatherapy & natural medicine*, 28(2), 32-35.
（８）ヘレン・L・ボニー，師井和子訳.（1998）. ＧＩＭ（音楽によるイメージ誘導法）におけるセッションの進め方. 音楽之友社
（９）松尾祥子.（2008）. Guided Imagery with Aroma therapy 自然の芳香成分を利用したイメージ療法の提案，アライアント国際大学カリフォルニア臨床心理大学院修士論文（未公刊）
（10）川野雅資，松尾祥子.（2007）. サイコセラピーと薬物療法そしてアロマセラピーを導入した症例の検討. 日本サイコセラピー学会雑誌，8, 104-111
（11）N・ロジャーズ，小野京子・坂田裕子訳.（2000）. 表現アートセラピー. 誠信書房

第4章

（１）アラン・コルバン，山田登世子・鹿島茂訳.（1990）. においの歴史. 藤原書店

（2）Buck, L., & Axel, R. (1991). A novel multigene family may encode odorant receptors: a molecular basis for odor recognition. *Cell*, 65(1), 175-187.
（3）廣瀬清一．(2017)．香りアロマを五感で味わう．フレグランスジャーナル社．
（4）Porter, R., & Winberg, J. (1999). Unique salience of maternal breast odors for newborn infants. *Neuroscience & Biobehavioral Reviews*, 23(3), 439-449.
（5）Russell, M. J. (1976). Human olfactory communication. *Nature*, 260(5551), 520.
（6）Okamoto, M., Shirasu, M., Fujita, R., Hirasawa, Y., & Touhara, K. (2016). Child odors and parenting: A survey examination of the role of odor in child-rearing. *PLOS ONE*, 11(5), https://doi.org/10.1371/journal.pone.0154392.
（7）Wedekind, C., Seebeck, T., Bettens, F., & Paepke, A. J. (1995). MHC-dependent mate preferences in humans. *Proceedings of the Royal Society of London. Series B: Biological Sciences*, 260(1359), 245-249.
（8）Roberts, C. S., Gosling, M. L., Carter, V., & Petrie, M. (2008). MHC-correlated odour preferences in humans and the use of oral contraceptives. *Proceedings of the Royal Society B: Biological Sciences*, 275(1652), 2715-2722.
（9）Thornhill, R., Gangestad, S. W., Miller, R., Scheyd, G., McCollough, J. K., & Franklin, M. (2003). Major histocompatibility complex genes, symmetry, and body scent attractiveness in men and women. *Behavioral Ecology*, 14(5), 668-678.
（10）Winternitz, J., Abbate, J. L., Huchard, E., Havlíček, J., & Garamszegi, L. Z. (2017). Patterns of MHC-dependent mate selection in humans and nonhuman primates: a meta-analysis. *Molecular ecology*, 26(2), 668-688.
（11）Lubes, G., & Goodarzi, M. (2018). GC–MS based metabolomics used for the identification of cancer volatile organic compounds as biomarkers. *Journal of pharmaceutical and biomedical analysis*, 147, 313-322.
（12）Shirasu, M., & Touhara, K. (2011). The scent of disease: volatile organic compounds of the human body related to disease and disorder. *The Journal of Biochemistry*, 150(3), 257-266.
（13）Pinto, J. M., Wroblewski, K. E., Kern, D. W., Schumm, L. P., & McClintock, M. K. (2014). Olfactory dysfunction predicts 5-year mortality in older adults. *PLOS ONE*, 9(10), https://doi.org/10.1371/journal.pone.0107541
（14）Cerda-Molina, A. L., Hernández-López, L., Claudio, E., Chavira-Ramírez, R., & Mondragón-Ceballos, R. (2013). Changes in men` s salivary testosterone and cortisol levels, and in sexual desire after smelling female axillary and vulvar scents. *Frontiers in endocrinology*, 4.
（15）綾部早穂，小早川達，斉藤幸子．(2003)．2歳児のニオイの選好―バラの香りとスカトールのニオイのどちらが好き？―．感情心理学研究，10(1), 25-33.

(16) Ayabe-Kanamura, S., Schicker, I., Laska, M., Hudson, R., Distel, H., Kobayakawa, T., & Saito, S. (1998). Differences in perception of everyday odors: a Japanese-German cross-cultural study. *Chemical senses*, 23(1), 31-38.
(17) Semke, E., Distel, H., & Hudson, R. (1995). Specific enhancement of olfactory receptor sensitivity associated with foetal learning of food odors in the rabbit. *Naturwissenschaften*, 82(3), 148-149.
(18) Jaeger, S. R., McRae, J. F., Bava, C. M., Beresford, M. K., Hunter, D., Jia, Y., ... & Atkinson, K. R. (2013). A Mendelian trait for olfactory sensitivity affects odor experience and food selection. *Current Biology*, 23(16), 1601-1605.
(19) 新川千歳世.(1988).生育環境によるニオイに対する知覚認知の差異.第18回官能検査シンポジウム発表報文集, 153-158.
(20) 坂井信之.(2017).香りの基礎知識：香りの心理的・脳科学的な作用（特集 香粧品企業における研究開発者への〝香り〟教育）.*Cosmetic stage*, 11(3), 33-40.
(21) Sorokowska, A., Drechsler, E., Karwowski, M., & Hummel, T. (2017). Effects of olfactory training: a meta-analysis. *Rhinology*. 55(1), 17-26.

第5章

(1) Kabat-Zinn J. (1994). Wherever you go, there you are: Mindfulness meditation in everyday life. Hyperion.
(2) 貝谷久宣, 熊野宏昭, 越川房子編著.(2016).マインドフルネス 基礎と実践.日本評論社, 66-77
(3) 北川嘉野, 武藤崇.(2013).マインドフルネスの促進困難への対応方法とは何か.心理臨床科学, 3(1), 41-51.
(4) Lutz, A., Slagter, H. A., Dunne, J. D., & Davidson, R. J. (2008). Attention regulation and monitoring in meditation. *Trends in cognitive sciences*, 12(4), 163-169.
(5) Baer, R. A., Smith, G. T., Hopkins, J., Krietemeyer, J., & Toney, L. (2006). Using self-report assessment methods to explore facets of mindfulness. *Assessment*, 13(1), 27-45.
(6) Kabat-Zinn J. (1990). Using the wisdom of your body and mind to face stress, pain, and illness. Delacorte.
(7) Hölzel, B. K., Carmody, J., Evans, K. C., Hoge, E. A., Dusek, J. A., Morgan, L., ... & Lazar, S. W. (2009). Stress reduction correlates with structural changes in the amygdala. *Social cognitive and affective neuroscience*, 5(1), 11-17.
(8) Fox, K. C., Nijeboer, S., Dixon, M. L., Floman, J. L., Ellamil, M., Rumak, S. P., ... & Christoff, K. (2014). Is meditation associated with altered brain structure? A systematic review and meta-analysis of morphometric neuroimaging in meditation practitioners. *Neuroscience & Biobehavioral Reviews*, 43, 48-73.
(9) Farb, N. A., Segal, Z. V., & Anderson, A. K. (2012). Mindfulness meditation training alters cortical representations of interoceptive attention. *Social cognitive and affective neuroscience*, 8(1), 15-26.

（10）Raichle, M. E. (2010). The brain's dark energy. *Scientific American*, 302(3), 44-49.
（11）Sheline, Y. I., Barch, D. M., Price, J. L., Rundle, M. M., Vaishnavi, S. N., Snyder, A. Z., ... & Raichle, M. E. (2009). The default mode network and self-referential processes in depression. *Proceedings of the National Academy of Sciences*, 106(6), 1942-1947.
（12）Brewer, J. A., Worhunsky, P. D., Gray, J. R., Tang, Y. Y., Weber, J., & Kober, H. (2011). Meditation experience is associated with differences in default mode network activity and connectivity. *Proceedings of the National Academy of Sciences*, 108(50), 20254-20259.
（13）Luders, E., Kurth, F., Mayer, E. A., Toga, A. W., Narr, K. L., & Gaser, C. (2012). The unique brain anatomy of meditation practitioners: alterations in cortical gyrification. *Frontiers in human neuroscience*, 6, 1-9.
（14）Tang, Y. Y., Ma, Y., Fan, Y., Feng, H., Wang, J., Feng, S., ... & Zhang, Y. (2009). Central and autonomic nervous system interaction is altered by short-term meditation. *Proceedings of the national Academy of Sciences*, 106(22), 8865-8870.
（15）Schutte, N. S., & Malouff, J. M. (2014). A meta-analytic review of the effects of mindfulness meditation on telomerase activity. *Psychoneuroendocrinology*, 42, 45-48.
（16）熊野宏昭．(2012)．新世代の認知行動療法．日本評論社．
（17）北西憲二．(2017)．森田療法とマインドフルネス：共通点と相違点（特集 マインドフルネス：精神科治療への導入と展開）．精神科治療学，32(5), 665-670.
（18）加藤洋平．(2017)．成人発達理論による能力の成長 ダイナミックスキル理論の実践的活用法．日本能率協会マネジメントセンター．
（19）チャディー・メン・タン，柴田裕之訳．(2016)．サーチ・インサイド・ユアセルフ―仕事と人生を飛躍させるグーグルのマインドフルネス実践法．英治出版．
（20）ダニエル・ゴールマン，土屋京子訳．(1998)．EQ こころの知能指数．講談社．
（21）Salovey, P., & Mayer, J. D. (1990). Emotional Intelligence. Imagination, *Cognition and Personality*, 9(3), 185–211
（22）厚生労働省．『「統合医療」に係る情報発信等推進事業』「統合医療」情報発信サイト 瞑想（https://www.ejim.ncgg.go.jp/pro/overseas/c02/07.html）
（23）鈴木省訓．(1995)．白隠禅の養生法：『夜船閑話』について．駒沢女子大学研究紀要，28, 31-46
（24）齊尾武郎．(2018)．マインドフルネスの臨床評価：文献的考察，臨床評価，46, 51-69.
（25）Haruki, Y., Homma, I., Umezawa, A., Masaoka, Y(Ed.). (2001). Respiration and emotion. Tokyo: Springer.
（26）熊澤孝朗，有田秀穂編．(2006)．呼吸の事典．朝倉書店，381-393.

(27) ステファン・W・ポージェス，花丘ちぐさ訳．(2018)．ポリヴェーガル理論入門：心身に変革を起こす「安全」と「絆」．春秋社．
(28) 梅沢章男，有田秀穂編．(2006)．呼吸の事典．朝倉書店，395-405.

Column 3　良い香りに出会う～食事の中の芳香

(1) 森滝望，井上和生，山崎英恵．(2018)．出汁がヒトの自律神経活動および精神疲労に及ぼす影響．日本栄養・食糧学会誌，71(3), 133-139.

Column 5　よい香りに出会う～香りのもたらす作用

(1) Atsumi, T., & Tonosaki, K. (2007). Smelling lavender and rosemary increases free radical scavenging activity and decreases cortisol level in saliva. *Psychiatry research*, 150(1), 89-96.
(2) Hongratanaworakit, T. (2009). Relaxing effect of rose oil on humans. *Natural Product Communications*, 4(2),291-294.
(3) Koga, Y. (1995). The effect of coffee aroma on the brain function: results from the studies of regional cerebral blood flow through positron emission tomography and event-related potential (ERP).. *The 16th International Scientific Colloquium on Coffee*, 25-33.
(4) Ikei, H., Song, C., & Miyazaki, Y. (2016). Effects of olfactory stimulation by α -pinene on autonomic nervous activity. *Journal of Wood Science*, 62(6), 568-572.
(5) 関健二郎．(2019)．精神的ストレスに及ぼす香りの効果～オイゲノール芳香によるレジリエンスの獲得とうつ病予防の可能性～，第20回アロマサイエンスフォーラム講演要旨集，8-9.（未公刊）
(6) Robin O., Alaoui-Ismaïli O., Dittmar A.& Vernet-Maury E. (1998). Emotional responses evoked by dental odors: an evaluation from autonomic parameters. *Journal of dental research*, 77(8), 1638-1646.
(7) Campenni E., Crawley E. & Meier M. (2004). Role of suggestion in odor-induced mood change. *Psychological reports*, 94(3), 1127-1136.

Column 6　よい香りに出会う～自然の香りと人工の香り

(1) リチャード・ルーブ，春日井晶子訳．(2006)．あなたの子どもには自然が足りない．早川書房．
(2) Herz, R. S. (2003). The effect of verbal context on olfactory perception. *Journal of Experimental Psychology: General*, 132(4), 595.

参考図書

● アニーズ・A・シェイク編『イメージ療法ハンドブック』成瀬悟策監訳　誠信書房（2003）.
● 荒井綜一・小林彰夫・矢島泉・川崎通昭編『最新 香料の事典』朝倉書店（2012）.
● 有田秀穂編『呼吸の事典』朝倉書店（2006）.
● アントニオ・ダマシオ『進化の意外な順序─感情、意識、創造性と文化の起源』高橋洋訳　白揚社（2019）.
● 貝谷久宣・熊野宏昭・越川房子編著『マインドフルネス基礎と実践』日本評論社（2016）.
● 久賀谷亮『世界のエリートがやっている 最高の休息法』ダイヤモンド社（2016）.
● 久保隆司『ソマティック心理学』春秋社（2011）.
● ゴードン・M・シェファード『美味しさの脳科学』小松淳子訳 インターシフト（2014）.
● 小森照久『こころの疾患と香り』フレグランスジャーナル社（2017）.
● シャンタル・ジャケ『匂いの哲学』岩﨑陽子監訳　北村未央訳　晃洋書房（2015）.
● ジョン・カバットジン『マインドフルネスのはじめかた』貝谷久宣・鈴木孝信訳 金剛出版（2017）.
● ステファン・W・ポージェス『ポリヴェーガル理論入門』花丘ちぐさ訳　春秋社（2018）.
● ティク・ナット・ハン『ブッダ「愛」の瞑想』磯崎ひとみ訳　角川学芸出版（2014）.
● ティク・ナット・ハン『リトリート　ブッダの瞑想の実践』島田啓介訳　新泉社（2014）.
● 東原和成・佐々木佳津子・伏木亨・鹿取みゆき『においと味わいの不思議』虹有社（2013）.
● 東原和成・佐々木佳津子・渡辺直樹・鹿取みゆき・大越基裕『ワインの香り』虹有社（2017）.
● 新村芳人『興奮する匂い 食欲をそそる匂い』技術評論社（2012）.
● 新村芳人『嗅覚はどう進化してきたか』岩波書店（2018）.
● バンテ・H・グナラタナ『マインドフルネス　気づきの瞑想』出村佳子訳　サンガ（2012）.
● 伏木亨編『匂いの時代』ドメス出版（2018）.
● マーク・スローン『赤ちゃんの科学　ヒトはどのように生まれてくるのか』早川直子訳　NHK出版（2010）.
● レイチェル・ハーツ『あなたはなぜあの人の「におい」に魅かれるのか』前田久仁子訳　原書房（2008）.
● レスリー・S・グリーンバーグ『エモーション・フォーカスト・セラピー入門』岩壁茂・伊藤正哉・細越寛樹監訳　関屋裕希・藤里紘子・村井亮介・山口慶子訳　金剛出版（2013）.
● 氏原寛・亀口憲治・成田善弘・東山紘久・山中康裕編『心理臨床大辞典（改訂版）』培風館（2004）.

あとがき

香りを提示するとき、少し息をひそめる私がいます。

「この方はこの香りにどんな反応を示すのだろう」

目の前の方の生き様が現れる、その瞬間が貴重で、大切に思え、香りの感じ方への影響が生じないように、反射的に自分の存在を消そうとするようです。


人は、匂いを前に無防備になる。


良い香りに接した時の、心と身体が開花する様子。

嫌な匂いに接した時の「素」の反応。

日々の生活の中で忘れ去っていた、感情が溢れるような記憶をお話しされる姿に、嗅覚の根源的な力を感じます。

匂いを臨床や現場で利用するにあたっては、迷いと試行錯誤の連続でした。特に倫理や環境の面において、赤坂溜池クリニックの降矢英成院長、リワーク施設の廣瀬和澄代表、研修の機会を与えてくださった企業や組織の方々に、ご配慮とご協力をいただきました。心からお礼を申し上げます。

そして、何よりも、人生のひと時をともに過ごし、香りを前にした経験を分かち合ってくださったクライアント様、講座や研修の生徒さん、ワークショップにご参加くださった方々に、心より感謝申し上げます。

本書には多くの方にお力添えを頂きました。監修をご快諾くださった、世界でご活躍される研究者、東京大学東原和成教授には深くお礼を申し上げます。

友人として原稿を確認し、応援してくれた坪井貴司教授、藤田一照僧侶、池下知巴子様、中村洸太博士、山内やよい博士、資料の協力をくれた國永麻衣子様、イラストの須山奈津希様、三田真理恵様、カバーデザインの西垂水敦様、市川さつき様、そして、編集の小澤利江子様はじめ、執筆の機会をくれた全ての方と、本書とご縁のあった皆様に、心よりお礼を申し上げます。

著者

松尾 祥子（まつお・しょうこ）

カウンセラー、公認心理師、臨床心理士、アロマセラピスト
2008年CSPP/カリフォルニア臨床心理大学院臨床心理学修士修了。
SAFARI代表。心療内科でカウンセリングをしながら、企業や組織にメンタリングや研修を提供し、EAPサービスを構築する。香りを用いて、個人の心やウェルビーイングに寄り添い20年以上になる。米国西海岸の実践を重視した統合的カウンセリングを学び、メンタルヘルスやウェルビーイングを活動の中心に据え、環境を重視したコミュニティ心理学の立場から、持続可能な社会づくりの研究にも参加する。公益社団法人日本アロマ環境協会認定アロマセラピスト・アロマセラピーインストラクター、一般社団法人日本心理臨床学会、一般社団法人日本臨床心理士会、一般社団法人日本公認心理師協会、日本コミュニティ心理学会、日本ソマティック心理学協会会員。日本催眠学会評議員。
SAFARI：http://www.aroma-safari.com

監修者

東原 和成（とうはら・かずしげ）

東京大学 大学院農学生命科学研究科 教授
匂いやフェロモンの嗅覚分子神経科学を専門とし、動物の嗅覚コミュニケーションの理解と食生活空間における香りの有効利用に向けた基礎・応用研究を推進。文部科学大臣表彰若手科学者賞、日本学士院学術奨励賞、井上学術賞、RH Wright Award (国際ライト賞, Canada) などを受賞。共著書に『ワインの香り』（虹有社）など。

装丁・本文デザイン	西垂水敦・市川さつき（krran）
本文イラスト	須山奈津希
脳イラスト	三田真理恵
DTP	株式会社シンクス

プロカウンセラーが教える 香りで気分を切り替える技術〜香りマインドフルネス

2020月7月20日　初版第1刷発行

著者	松尾 祥子
監修	東原 和成
発行人	佐々木 幹夫
発行所 株式会社	翔泳社（https://www.shoeisha.co.jp）
印刷・製本	株式会社 廣済堂

ISBN978-4-7981-6015-3
Printed in Japan